痠痛拉筋
解剖書

The Anatomy of Stretching

布萊德‧華克〔Brad Walker〕 ◎著

郭乃嘉 ◎譯

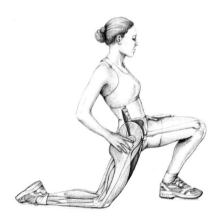

筋肉鬆了，身心活了

中華民國瑜伽協會副理事長 佘雪紅

看到這本書，我很感動，我的師資班就是這樣上課的——從瞭解每個動作伸展到那些肌肉開始，先認識身體，而不是去強記瑜伽動作的順序和口令。《痠痛拉筋解剖書》的每幅插圖都畫得很精細，非常適合拿來當作我師資班的教材。

我的感動來自於印證，竟在不同的領域找到同樣的理念。幾年前，我曾感到孤單，不斷重複一些簡單的概念，但似乎很難讓人理解，如果我能早些年看到這本書，我的心就不用這麼辛苦。

如今，我倒是可以大膽地印證這本書的理念是對的。身體的功課有個好處，無須爭辯，是對的，做了，身心都能得到放鬆、紓解。至今，每天總有學生告訴我：「老師，上完你的瑜伽課，好舒服！」而我的師資們受邀教課的堂數也愈來愈多，市場反應很好。

我強調「修復」的重要，當伸展A肌肉群而壓縮到B肌肉群時，得讓B肌肉群也有放鬆和伸展的機會。在這本書的第一部中就提到修復的概念。修復可以讓肌肉平衡發展，但有時連瑜伽老師都會忽略，例如自認後彎不好，就一直練習後彎，結果後彎變好了，但前彎卻退步了，不斷後彎讓下背肌肉縮短，難以配合前彎伸展。

我也強調平等、平衡，我常掛在嘴邊的話：「每塊肌肉都需要愛，要平等對待。」意思是，不能重複一直做同一式，偏愛那一塊肌肉而忽略掉其他肌肉，每一堂課最好能從上到下、從左到右，把全身的大塊肌肉都伸展到。

書中第二部講述了11類114種簡易拉筋伸展操，我不建議挑著做，如果時間允許，最好能照書中所提到的各部位伸展都走一遍，再針對比較僵硬的肌肉群加強伸展。對一般人來說，這是一本生活寶鑑，適合買來放在辦公室或家裡，有空檔的時間就翻閱照做。

瑜伽講七脈輪，七脈輪各有職司，有對應的身體部位和代表的能量。海底輪是七脈輪的最下面一層，約在會陰、尾椎部位，頂輪在頭頂，是最上面

的一層。人覺得地位受到威脅，海底輪部位會防衛，以便讓自己愈坐愈穩，反映在身體上，下盤常常會比較碩大。修練瑜伽體位法的目的，就在於打開脈輪，讓能量能夠正常運作。

我並不是要講脈輪，而是回應前述的平等、平衡概念，當每個脈輪的能量都得到開啟，身體回到宇宙給的正常設定時，身體和心理都能處在最安適的狀態，所以本書中所介紹的每一類肌肉伸展都很重要。

身心有其對應關係，當大腿、臀部因伸展而線條變得柔順時，不安全感也會隨之減輕。當學生說「好舒服」時，滿足的不僅是紓解肌肉的痠疼，還包括心理壓力的釋放。這本書單純講拉筋伸展，但是真做了之後，其實受益的還包括心理層面。

同一塊肌肉的伸展，書中有時會提到好幾個動作，讀者也許會覺得多餘。不，一點也不，每個動作都是有用的。以股四頭肌為例，有站著做的伸展操，也有躺著做的伸展操。在實際教學上都用得上，體力好的年輕人可以站著做，而年紀大的或者工作太勞累的人，就可以躺著做，同樣都能伸展到股四頭肌。

本書概論更是不可略過，它修正很多人錯誤的觀念。例如書中提到要保持肌肉和肌腱的柔軟度，緊繃僵硬的肌肉可能限制血液流通，這就是很重要的觀念。不少人把僵硬的肌肉誤認為結實、健康，其實並不正確，肌肉應該柔軟有彈性，摸起來像塊板子的肌肉常是長期緊張造成的，就如書中所說，這會限制血液的流通，妨礙身體正常代謝。

這本書已經詳述了伸展的重要性，無須我再多加強調，我倒想分享書中也稍微帶到的一個觀念——不要過度伸展。過度伸展的傷害比較會出現在長期教課的瑜伽老師身上，最近比較注意到的是膝蓋過度伸展的問題。在我的教學中已經更嚴格要求，大部分動作的膝蓋伸展只到九十度垂直即可，避免膝蓋提前老化。

肌肉伸展──以前方膝痛為例

奇美醫學中心骨科兼運動傷害科主任 吳重達

「小姐,妳的膝痛我們稱之為方膝痛。原因是妳的髕骨有些傾斜,腿後肌緊以至於髕骨壓力上升而造成症狀。」

門診常有年輕的小姐,甚至中年以上的病人因膝痛求診。除了詳細的病史詢問外,仔細的理學檢查是得到臨床臆斷最重要的手段。然後再配合影像檢查,就可以做出臨床診斷。再依此診斷,便可開始著手設計治療方法。

運動傷害的治療除非一定得動刀者,否則都會先嘗試復健治療。而對術後的病人而言,復健治療是絕對不可缺的。當然復健的方法十分專業,必須由訓練有素的治療師來教導與執行。可是,在醫院人滿為患、健保給付不足,以及專業治療師人數不夠應付等因素影響之下,可以在教導後配合適當的書面資料由病人自行操作的居家復健(Home Program),就是針對篩選後的病人另一個可行且可以成功的方法了!

以上述前方膝痛為例,這類病人或因先天因素,或因運動傷害,或因退化因素而產生症狀。在診斷之後我們都會先試復健,只有在一段時間的復健失敗後才會考慮是否需要手術。而復健所強調的便是關節活動度訓練、關節周邊的肌力訓練與肌肉伸展運動。

膝傷害或膝痛的病人常會呈現股四頭肌萎縮的狀況,無力的肌肉會使得髕骨與股骨的間隙變小,因而導致關節面的壓力上升。常常病人的大腿、小腿後方的肌肉又伸展性太差,更因此加重髕骨的壓力而使症狀更加嚴重。因此,我們會加強訓練股四頭肌的肌力與強調增加後方肌肉的延展性,其目的在減少髕骨所承受的壓力而解除症狀!

這些經過設計的復健動作可以經由教導輕易學會,而且肌肉訓練的伸展更是必須時刻去執行,不是一天去復健個三十分鐘就可成功的。由此可見,居家復健的重要性了。病人不論在家、在工作地點、在運動或休息時,隨時隨地都可做上幾分鐘而保持肌力與延展性,病痛也常會因此而改善了!

腳踏車大流行那段期間,膝痛病人增加很多。除了因追求速度使用大阻力

而造成的前方膝痛與髂脛束摩擦症候群外；因長時間騎乘所引起的膝痛也很常見。除了勸病人改善騎車方式之外，教導他們在事前、運動中與事後的拉筋、伸展運動更是重要。許多半信半疑的車手在做了拉筋運動後，十分驚訝一個如此簡單的動作竟能解除他們的長期困擾呢！

其實，身體的大部分肌肉都可經由教導，而自行做到強化與伸展的目的。對喜歡運動的人來說，這些動作是必須徹底執行的，如此可延長運動壽命，減輕傷害發生率與降低傷害的嚴重度。對想延年益壽的人而言，簡單的肌力強化與肌肉伸展，也是保持筋骨健康的不二法門。

建議大家在從事健身運動前先做運動前身體檢查，並據此諮詢醫師的建議，選擇適合自己的運動。同時由專業的治療師教導肌力訓練與伸展運動，再配合正確的參考資料，做好事前的熱身與事後的收操；運動中量力而為不逞強，如此便可以享受運動的樂趣與成果而不致傷身。

脫離年歲魔咒，愈活愈勇健

台北市聯合醫院中興院區醫師　沈邑穎

一般的中醫門診，以肢體痠痛為主訴的「傷科」病患幾乎占大多數。根據中醫「有諸內必形諸外」的理論及臨床觀察，許多痠痛症狀是疾病的結果，並非原因；原因或來自內臟問題，或是身體結構問題，唯有找出根源治療，痠痛才能明顯改善或消弭。內臟的問題，主要來自生活作息、壓力、飲食起居或先天體質等，門診常見到與痠痛有關的內臟問題，如肝陽上亢、腎陰不足、脾虛濕阻、風寒束表、心肺氣虛等。身體結構問題，如脊椎錯位、脊椎側彎、胸骨腫硬或脅肋內縮等，除了與姿勢不良有關之外，也與內臟功能有關，例如長期飲食失節，容易導致左脅腫起，牽引左腰胯緊，造成左下肢的不適感。身體結構也會影響內臟功能，例如左脅持續腫脹，會向上影響左胸氣機，而出現胸悶氣短心肺氣滯的證候。

面對這類痠痛症狀，醫師可以處方用藥、針灸或傷科手法，改善內臟及結構問題。醫師的角色是提醒者、輔助者，並非主動介入者，所以自行保健才是長久之道。所以為了讓療效持續，通常會建議病患返家後自行拉筋，避免身體結構繼續影響健康。

但是由於門診時間有限，無法詳述動作，很高興見到這本《痠痛拉筋解剖書》，明確說明各項動作所牽動的肌群及注意事項，讀者可以按圖索驥，找到自己需要的動作。

曾經有位腰部手術後的患者，傷口附近持續痠痛，檢查後發現局部腫緊，經建議每天做牽引腰部的體操後，痠痛就痊癒了。許多月經來下腹部疼痛的女性患者，髂骨都非常緊繃，影響骨盆腔的血液循環，通常建議做開髖的體操，本書中也有類似的運動法。

本書雖然是從西方醫學的角度切入，但中醫與西醫看的是同一個人體，異中有同，同中也有異。例如，本書第一部提到：「隨著年齡增加，肌肉和關節會愈來愈緊繃僵硬，這是大家都知道的常識。這是老化的必然現象，因為身體退化和活動力降低所造成。」《黃帝內經》中《素問·上古天真論》提到有關人體老化的現象：「丈夫　七八，肝氣衰，筋不能動。」

「雖然我們沒辦法阻止老化，但並不表示要就此放棄柔軟度的訓練及改善。年齡不該是健康和活躍生活的阻礙，但隨著年齡增加，我們確實必須更應該注意一些事情。此外，你要花更長的時間運動，才能達到效果，而且需要更有耐心和更謹慎。」《素問・上古天真論》也提出保養方式：「食飲有節，起居有常，不妄作勞。」對於形勞部分還特別強調「形勞而不倦」，跟本書的提醒事項相呼應。

在本書第一部中也提到拉筋的作用：「可以讓特定身體部位的肌肉及其相關的軟組織處於延展的狀態下。我們接受這一類規律性的身體伸展訓練後，體內會發生一些改變，而肌肉是發生改變的主要部位。其他會隨著拉筋操的伸展動作而產生變化的組織，還包括韌帶、肌腱、肌膜、皮膚和疤痕組織。」

中醫對於拉筋的功效則有進一步的看法，中醫認為「肝主筋」，這裡所說的「筋」，類似現代所說的韌帶、肌腱、肌膜等組織，主要與肢體活動有關。由於筋主要由肝膽所管，現代人習於長期熬夜，飲食過於油膩辛辣等等，都會影響肝膽的功能，進而導致筋出現異常狀態，如緊繃、腫脹、痠痛等。透過拉筋，不僅可以改善筋的異常，更可調節肝膽的功能。網路上保健書《人體使用手冊》建議敲膽經，作者認為「主要在刺激膽經，強迫膽汁的分泌，提升人體的吸收能力，提供人體造血系統所需的充足材料。」但若就經絡本身特質的考量，膽經與全身的筋密切相關，現代人由於飲食、作息、壓力及姿勢等問題，造成兩側脅肋、腰髂及大腿側面膽經所過部位都非常緊繃，經由敲膽經可以改善全身筋膜的緊張度，也同時調節膽的功能。

中醫的經絡系統是內連臟腑，外連枝節，所連結的部位超過單一肌肉，尤其足部的六條經絡都是頭－足分布，影響所及的層面也超過一般的筋骨關節，加上內與臟腑相連，所以拉筋也可以改善內臟功能。本書中的某些拉筋動作，如果能結合中醫的經絡系統，不僅有利於軀體的活動，更有助於調整內臟機能。例如：

‧**004頸部延展拉筋操**：主要牽引任脈，有助於改善頸部、咽喉及胸骨等，適用於咽部長期有異物感、胸悶等心肺功能不佳的情況。

‧**007平臂式的肩膀拉筋操**：主要牽引大腸經的經筋，有助於改善一般所說的「膏肓痛」。如果能進一步配合按壓手三里穴，效果也不錯，還可以改善排便狀況。

‧**013有同伴幫忙的胸部拉筋操**：牽引肺經在胸部的經筋，可以改善肺調節全身氣機的功能，不僅咳嗽無力或呼吸不暢者可做看看，長期伏案工作者亦適用。

‧**第八章的腹部拉筋操**：四個拉筋動作如果能配合065站姿式股四頭肌拉筋操及110抬單腳的脛部拉筋操，則可以更全面調節胃腑的功能。

‧**082坐姿腳掌相對的內收肌拉筋操、083跨馬步的內收肌拉筋操、084站姿抬腿的內收肌拉筋操及087坐姿兩腿大張的內收肌拉筋操**：可以拉髂鬆弛骨盆腔，對於婦科（尤其是改善痛經）非常有效。

雖然本書所有動作都是分部位進行，提供同一部位不同的牽引方式，牽拉不同的肌群，但在第四章中作者特別提醒：「做拉筋伸展操的一個要點，是要顧及我們身體所有的主要肌群。」中國傳統的保健操，如八段錦、五禽戲等，都是手足，甚至頭部一起動作的，這是基於天人合一、身心上下一體概念下的做法，也與經絡連絡人體的上下內外有關，尤其經筋系統是大片肌肉，或上下或前後或左右或內外的相連，所以建議讀者可以參考經絡的循行，手足軀幹動作一起做，如此可以更全面性調節身體狀態。

本書的多數讀者應該都不是運動選手，那麼要如何選擇適合自己身體狀況的動作呢？在此提供一些臨床觀察，協助讀者自我診斷：

1.平日局部即有不適感，例如僵硬、痠痛等等；

2.自行伸展時，活動受限或疼痛；

3.天氣變化或按壓時，才發現有不適感或麻木等；

4.局部有舊傷史。

如果具有以上這些特徵，表示局部肌群需要修復，可選擇合適的拉筋部位及體位。維持身心健康不是醫師的責任，而是一種態度、一種責任，更是義務，正確且持之以恆的保健才能讓大家脫離年歲的魔咒，愈活愈勇健！

▍目次

⊙第一部　寫在練習拉筋伸展操之前

⊙第二部　11類114種簡易拉筋伸展操

如何使用本書

《痠痛拉筋解剖書》是以人體基礎解剖學及生理學為基礎，結合拉筋與柔軟度訓練而設計的實用手冊，全書收錄了一百一十四種的拉筋操。這些拉筋操依照伸展到的身體部位來編排，對於運動到的目標肌群都有清楚的拉線圖示。

除了詳細的解剖圖示，每個伸展操的介紹內容還包括以下幾個大項：施行步驟、拉到的肌群、對哪些運動有幫助、有助於修復哪些運動傷害，以及練習該拉筋操的訣竅與常見問題等相關資訊。

本書採統一的編排風格，清楚呈現每個拉筋操的資訊，方便讀者閱讀及實際練習。關於每個拉筋操的版面編排，可以參考以下樣張。

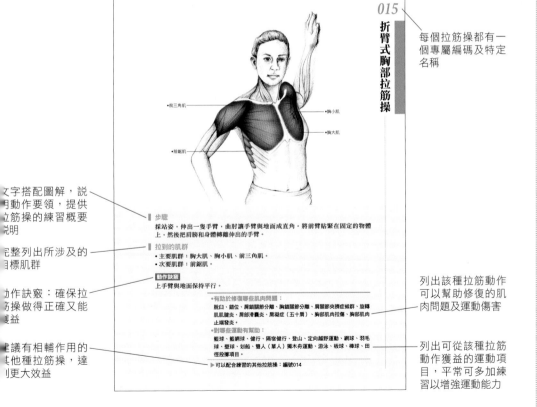

015

折臂式胸部拉筋操

每個拉筋操都有一個專屬編碼及特定名稱

•前三角肌
•胸小肌
•胸大肌
•前鋸肌

文字搭配圖解，說明動作要領，提供拉筋操的練習概要說明

步驟
採站姿，伸出一隻手臂，曲肘讓手臂與地面成直角。將前臂貼緊在固定的物體上，然後把肩膀和身體轉離伸出的手臂。

完整列出所涉及的目標肌群

拉到的肌群
• 主要肌群：胸大肌、胸小肌、前三角肌。
• 次要肌群：前鋸肌。

動作訣竅：確保拉筋操做得正確又能獲益

動作訣竅
上手臂與地面保持平行。

•有助於修復哪些肌肉問題
脫臼、錯位、肩鎖關節分離、胸鎖關節分離、肩關節夾擠症候群、旋轉肌肌腱炎、肩部滑囊炎、肩凝症（五十肩）、胸部肌肉拉傷、胸部肌肉止端發炎。

列出該種拉筋動作可以幫助修復的肌肉問題及運動傷害

•對哪些運動有幫助
籃球、籃網球、健行、隔宿健行、登山、定向越野運動、網球、羽毛球、壁球、划船、獨木舟運動、游泳、板球、棒球、田徑接棒項目。

列出可從該種拉筋動作獲益的運動項目，平常可多加練習以增強運動能力

建議有相輔作用的其他種拉筋操，達到更大效益

▶可以配合練習的其他拉筋操：編號014

13

我要選用哪種拉筋伸展操？

肌肉骨頭問題	適用拉筋操編號
下背部肌肉拉傷	037-040；045-051；059；061；069-078；081
下背部韌帶扭傷	037-040；045-051；059；061；069-078；081
上背部肌肉拉傷	032；034
上背部韌帶扭傷	032；034
大轉子滑囊炎	052-058；060；062-068；082-092
小腿肌拉傷	071-074；076-078；081；097-108
小腿前腔室症候群	109-113
內收肌肌腱炎	055-058；082-088
手肘拉傷	022
手肘滑囊炎	018；022
手腕肌腱炎	023-027
手腕扭傷	023-027
手腕脫臼	023-027
投手肘	022-027
肘隧道症候群	023-027
肘關節扭傷	018
肘關節脫臼	018；022
足底筋膜炎	114
屈肌肌腱炎	114
肱二頭肌拉傷	011；013；014；022
肱二頭肌腱炎	011；013；014；022
肱二頭肌腱斷裂	011；013；014；022
肱三頭肌腱斷裂	018
股四頭肌肌腱炎	064-068
股四頭肌拉傷	064-068
肩旋轉肌肌腱炎	007-017；019-021
肩部滑囊炎	007-017；019-021
肩凝症（五十肩）	007-017；019-021
肩鎖關節分離	007-011；013-017；019-021
肩關節夾擠症候群	007-017；019-021
阿基里斯腱（跟腱）拉傷	079；080；097-108
阿基里斯腱炎（跟腱炎）	079；080；097-108
急性斜頸（落枕）	001-006；032；034-036；041

肌肉骨頭問題	適用拉筋操編號
背部肌肉拉傷	033；035；036；041-044
背部韌帶扭傷	033；035；036；041-044
恥骨炎	064-068；082-088
胸部肌肉止端發炎	011-017；031
胸部肌肉拉傷	011-017；031
胸鎖關節分離	007-011；013-017；019-021
骨盆帶的撕裂性骨折	064-068；082-088
高爾夫球肘	022-027
梨狀肌症候群	052-058；060；062；063；082-088
脫臼	007-011；013-017；019-021
脛骨內側疼痛症候群	079；080；097-113
脛後肌肌腱炎	101-108；113；114
腕隧道症候群	023-027
腓骨肌肌腱炎	109-114
腓骨肌腱脫位	109-114
腳踝扭傷	109-113
腹部肌肉拉傷	028-031；042-044；047-050
鼠蹊部肌肉拉傷	055-058；082-088
種子骨炎	114
網球肘	022-027
腿後肌拉傷	037-039；059；061；069-081；087；088；098；099
彈響髖	052-058；060；062；063
錯位（脫位）	007-011；013-017；019-021
頸部肌肉拉傷	001-006；032；034-036；041
頸部揮鞭樣損傷（頸椎屈曲／伸展損傷）、頸部扭傷	001-006；032；034-036；041
頸椎神經牽拉症	001-006；032；034-036；041
髂脛束症候群	045-047；051；059；061；089-092
髂腰肌肌腱炎	029；030；064-068
髕骨外翻	065-068
髕骨肌腱炎	065-068
髕骨疼痛症候群	065-068
髖屈肌拉傷	029；030；064-067

第一本結合拉筋與肌肉解剖學
的專業圖解書

過去十五年來，關於拉筋伸展運動和柔軟度的討論已經有大幅進展。以往保健和體適能的相關書籍，通常只會在書末花幾頁篇幅討論拉筋伸展操，以十幾幅簡單人物插圖演示伸展操動作就匆匆帶過，所幸那個時代已經過去了。

十五年前很難找到討論拉筋伸展運動的專書，現在坊間卻能找到形形色色的書種。從「新時代」伸展法到武術伸展操，還有給學者參考用的詳細臨床應用討論，都有人撰述。

然而，直到現在都還沒有一本關於拉筋伸展運動和體適能的解剖學和生理學專書，也還沒有哪一本書能夠深入人體，展現拉筋過程所牽涉到的主要及次要肌群。這正是《痠痛拉筋解剖書》與眾不同之處。

《痠痛拉筋解剖書》從各種角度來討論拉筋伸展運動，包括生理學和柔軟度、拉筋伸展操的好處、不同種類的拉筋伸展操、練習拉筋伸展操的安全要點等等。不論你是體適能的專業人士、對拉筋伸展操有某種程度的愛好或涉獵，或是完全不曾接觸過相關活動，這本書都能對你有所助益。本書的寫作目標不僅是成為運動員和體適能專業人士的視覺教具，同時也希望能提供給一般讀者人體解剖和生理學的基本知識，並成為日常保健或修復筋肉的常備參考用書。

《痠痛拉筋解剖書》全書分成兩大部分，分別由獨立的章節組成，讀者可根據本身的需求選擇章節參閱，不需要從頭讀到尾。無論你是專業運動員、體適能運動的愛好者、運動團隊或個人教練、物理治療師或是運動專科醫師，甚至是想重拾健康或想鍛鍊柔軟度的一般讀者，《痠痛拉筋解剖書》都能帶給你驚喜，增益你的健康及體能。

|第一部|
寫在練習拉筋伸展操之前

第一章 生理學與柔軟度

什麼是柔軟度？

柔軟度的常見定義是單一關節或一群關節的活動或運動範圍。用一般人的說法來說，就是身體能伸展、彎曲和扭轉的程度。專業教練及生理學家古莫森（Tony Gummerson）將一般定義擴展成以下的描述：「單一關節或一群關節在有同伴或器材協助之下，瞬間可達到的活動範圍極限。」

體適能和柔軟度

要評斷個人的體適能是否良好，需要看許多因素，而柔軟度只是其中之一。雖然柔軟度是體適能的要素，但也只能看成是體適能這個輪子上的一根輪輻而已。其他的要素還包括肌力、爆發力、速度、耐力、平衡度、協調度、靈活度和運動技巧。

儘管各種運動對體適能要素的要求程度不同，但平常具備一套涵蓋各種體適能要素的運動或訓練計畫，實屬必要。

舉例來說，橄欖球和美式足球非常仰賴肌力和爆發力，但要是訓練過程缺乏運動技巧和柔軟度，就可能導致嚴重的運動傷害，或表現不如預期。肌力和柔軟度對體操選手來說是第一優先，但良好的體操訓練計畫也要兼顧爆發力、速度和耐力。

這個道理適用在所有人身上，有些人可能天生肌力強或柔軟度好，但他們要是完全忽略其他體適能的要素，就非常不智。此外，某個關節或肌群的柔軟度佳，並不表示這個人全身的柔軟度都很好。所以，柔軟度只能用特定的關節或肌群來定義。

柔軟度不佳可能的風險及限制

緊繃、僵硬的肌肉會限制我們身體正常的活動範圍。在某些情形下，柔軟度不佳可能就是肌肉痠痛及關節疼痛的原因。在一些極端的例子，缺乏柔

軟度甚至會導致無法彎腰或轉頭看後方。

緊繃、僵硬的肌肉會妨礙正常的肌肉活動。一旦肌肉無法有效收縮和放鬆，就會導致肌肉活動表現不佳，以及肌肉活動控制不良。縮短、緊繃的肌肉也可能造成身體在運動時，肌力和爆發力大幅減弱。

有少數例子，緊繃、僵硬的肌肉甚至還可能限制血液循環。肌肉要獲取足夠的氧氣和養分，良好的血液循環至關緊要。血液循環不良可能導致肌肉愈來愈疲憊，最後會影響肌肉在激烈運動後的復原能力，肌肉自我修復的過程也會受到阻礙。

這些因素都可能大幅提高受傷的風險。這些因素合併顯現的情況，包括肌肉感覺不舒服、肌肉活動表現變差，受傷機率提高，以及容易重複受傷等。

柔軟度何以受限？

肌肉系統的柔軟度要好，肌肉活動的表現才能達到顛峰，而伸展拉筋運動是提升及保持肌肉與肌腱柔軟度最有效的方法。然而，還有一些其他因素可能也是我們喪失柔軟度的原因。

柔軟度（或稱活動範圍），可能受限於內在及外在的因素。內在因素例如骨骼、韌帶、肌肉量、肌肉長度、肌腱，以及皮膚都會限制肌肉和關節的活動範圍。舉例來說，腿伸直後就無法再往前彎曲，這是因為受限於構成膝關節的骨骼和韌帶結構。

外在因素，則包括年齡、性別、溫度、太緊的衣服，還有受傷或身體障礙，都會影響一個人的柔軟度。

柔軟度和老化

隨著年齡增加，肌肉和關節會愈來愈緊繃僵硬，這是大家都知道的常識。這是老化的必然現象，因為身體退化和活動力降低所造成。雖然我們沒辦法阻止老化，但並不表示要就此放棄柔軟度的訓練及改善。

年齡不該是健康和活躍生活的阻礙，但隨著年齡增加，我們確實必須更應該注意一些事情。此外，你要花更長的時間運動，才能達到效果，而且需要更有耐心和更謹慎。

肌肉解剖學

想改善身體的柔軟度，肌肉和肌膜應該是訓練重點。儘管骨骼、關節、韌帶、肌腱和皮膚都是影響柔軟度的因素，但我們無法控制這些因素。

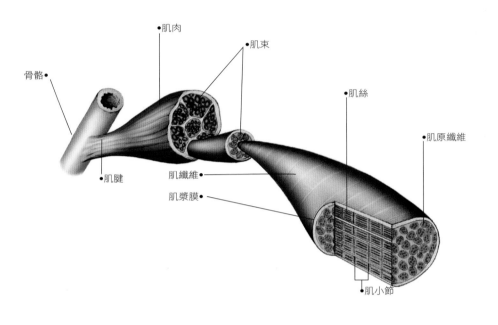

圖1.1：肌肉纖維的橫剖面，包括肌原纖維、肌小節和肌絲。

骨骼和關節

骨骼和關節先天的結構，讓我們的活動受到限制。例如，當我們把腿伸直時，不論我們再怎麼努力，膝關節都無法往前彎曲。

韌帶

韌帶連結骨骼，是關節的穩定裝置。我們應該盡量避免伸展韌帶，因為這可能造成關節就此變得不穩定，導致關節脆弱及容易受傷。

肌腱

肌肉藉由肌腱和骨骼相連結，而肌腱由緻密的結締組織所構成。肌腱非常

強健，但又非常柔韌。肌腱也是影響關節穩定的因素之一，對關節柔軟度的影響力不到百分之十，因此不該是拉筋伸展運動的主要目標。

肌肉

肌肉由數千個稱為「肌纖維」的微小圓柱狀細胞所構成。這些肌纖維平行分布，有些可長達三十公分。

每條肌纖維裡有無數個呈細絲狀的「肌原纖維」，肌原纖維讓肌肉能夠收縮、放鬆及延展。每個肌原纖維又由數百萬個稱為「肌小節」的肌束所構成，而肌小節又由眾多粗細肌絲交疊組成，每條粗肌絲和細肌絲的主要構成物是收縮性蛋白──「肌動蛋白」與「肌凝蛋白」。由於肌肉和肌膜含有較上述其他構造數量更多的彈性組織，因此肌肉和肌膜應該是柔軟度訓練的重點。

拉筋操：訓練柔軟度的最佳方法

我們已經大略瞭解柔軟度，現在再來看看拉筋伸展的作用。拉筋伸展，可以讓特定身體部位的肌肉及其相關的軟組織處於延展的狀態下。我們接受這一類規律性的身體伸展訓練後，體內會發生一些改變，而肌肉是發生改變的主要部位。其他會隨著拉筋操的伸展動作而產生變化的組織，還包括韌帶、肌腱、肌膜、皮膚和疤痕組織。

延展肌肉因而擴大活動範圍的過程，是從肌肉裡的肌小節開始發生。當身體的某個部位進入延展肌肉的姿勢時，粗肌絲和細肌絲之間的重疊部分會減少。一旦達到這種狀態，讓所有肌小節都徹底延展時，肌纖維就能達到放鬆時的長度極限。在這種情況下，進一步的拉筋操將有助於延展結締組織及肌膜。高斯平克（G. Goldspink）分別於一九六八年及一九七一年聯同威廉斯（P. E. Williams）提出這樣的結論：「固定做伸展運動一段時間後，肌小節的串連會增加，肌原纖維末端會出現新的肌小節，肌肉的長度和活動範圍也因此增加。」

第二章　拉筋伸展操的好處

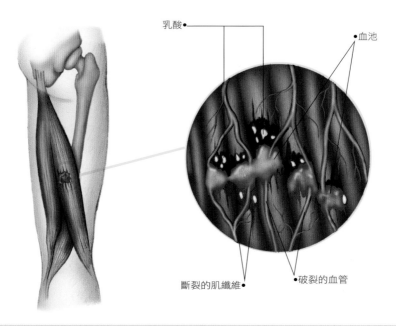

乳酸

血池

斷裂的肌纖維

破裂的血管

圖2.1：降低運動後的肌肉痠痛（細微破裂、血池和累積的廢物）。

拉筋操這類伸展運動是一種簡單有效的活動，能提高運動表現、降低受傷機率及減少肌肉痠痛。但拉筋操究竟是如何達到這些效果的呢？

擴大活動範圍

透過某個身體部位的伸展，可以拉長此一部位的肌肉長度。我們因此能降低肌肉張力，並擴大此部位正常的活動範圍。

身體部位的活動範圍一旦擴大，四肢肌肉和肌腱就不會像往前一樣隨隨便便就受傷。比方說踢足球時，大腿後側的肌肉和肌腱會承受很大的壓力，這些肌肉愈是柔軟靈活，腿部就愈不容易拉傷或受傷，也就是活動範圍的極限變大了。

擴大身體部位的活動範圍，其好處包括：這個部位會感覺更舒服，活動更自如，肌肉和肌腱拉傷的機率變小。

增加肌力

「做太多伸展運動會喪失肌力，關節也會變得不穩定。」這種說法是危險的迷思。這話一點都不正確。增加肌肉長度，就能增加肌肉自如收縮的距離。換句話說，像拉筋操一類的伸展運動可以增強肌力，運動能力會因此變強，同時也讓身體的動態平衡力變得更好，或是改善控制肌肉的能力。

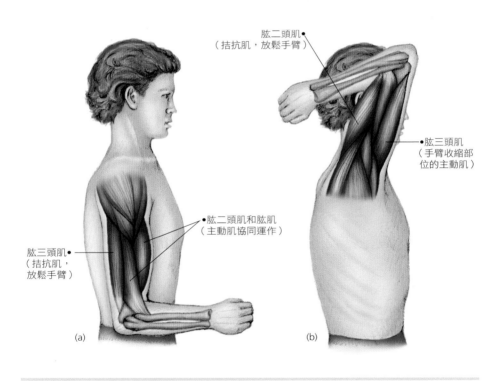

圖2.2：(a)緊繃的拮抗肌會導致主動肌運作得更費力；(b)主動肌和拮抗肌的正常互動。

降低運動後肌肉痠痛

我們都有這樣的經驗：好幾個月沒運動，第一次去慢跑或上健身房後，第二天肌肉覺得異常緊繃、痠痛、僵硬，往往連下個樓梯也有困難。伴隨劇烈運動而來的這種肌肉痠痛，通常被稱為「運動後肌肉痠痛」，這種痠痛是由於細微破裂（肌纖維內的微小組織破裂）、血池形成以及乳酸之類廢物堆積的結果。拉筋伸展操可作為有效的緩和運動，藉由延展肌纖維、促

進血液循環及排除廢物，來減輕這種痠痛現象。

減輕疲勞

疲勞是人人都有的大問題，特別是有運動習慣的人更要面對這種問題。疲勞會降低我們的體能及腦力表現。持續做拉筋伸展操可以增加柔軟度，進而減輕負責運作的肌肉（主動肌）所承受的壓力，達到預防疲勞的效果。人體的每一條肌肉都有作用相反或相對的肌肉（拮抗肌），如果相反肌肉比較柔軟，負責運作的肌肉（主動肌）就不需要花太大力量對抗拮抗肌，當然也就不用那麼費力了。

附加的好處

除了上述的各種好處，常做拉筋伸展操也能改善不良姿勢，提高身體的覺察能力及協調性，還能促進血液循環、提振精神，以及幫助身體放鬆和紓解壓力。

第三章　拉筋伸展操的分類

相較於把腿跨在公園長椅上的那種伸展方法，拉筋伸展操需要多一點的技巧。拉筋伸展操有其一定的規則和技巧，因此可大幅提升好處並有效降低受傷機率。在這一章中，我們要探討的是不同拉筋動作的特殊優點、風險及作用，並簡單說明每種拉筋運動的做法。

雖然有許多種不同的拉筋操或伸展操，但大概可以歸類為靜態式拉筋伸展操及動態式拉筋伸展操這兩大類。

靜態式拉筋伸展操

靜態式拉筋伸展操，顧名思義指的是姿勢維持不變的拉筋（伸展）操。也就是全程只有一個拉筋動作或姿勢，然後維持一定的時間。以下是靜態式拉筋操的五個種類。

一、靜態拉筋伸展

靜態拉筋的做法，是透過某個拉筋姿勢，讓想要伸展的肌肉（或肌群）受到一定的延展壓力。不管是拮抗肌群（作用相反的肌群）或主動肌群（要伸展的肌肉群），都處於放鬆狀態；然後再對要伸展的肌肉（或肌群）施加壓力。接著就維持這個姿勢一段時間，讓目標肌群獲得伸展。

靜態拉筋非常安全有效，受傷風險不大。對初學者及不喜歡運動的人來說，都是很好的選擇。

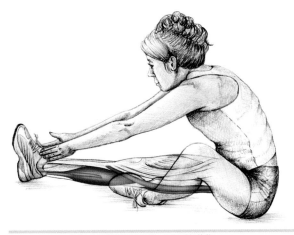

圖3.1：靜態拉筋的一個示範動作。

二、被動式拉筋伸展

這類拉筋法跟靜態拉筋非常類似，但需要有同伴或輔助器材幫忙。由於有外力介入，肌肉受力較大，因此這類拉筋法的風險也比第一種略微高些。要提醒你的是，必須慎選結實穩固的輔助器材。此外，有同伴幫忙時，絕對不要施力過猛或突然用力。記得要慎選同伴，因為在做這類拉筋運動時，肌肉和關節的安全完全操在同伴手上。

被動式拉筋伸展有助於進一步擴大肌肉及關節的活動範圍，但風險會高一些。這種拉筋法，不失為良好的復健及緩和運動的選擇。

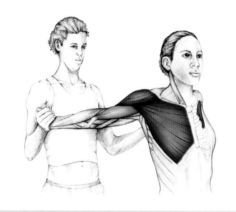

圖3.2：被動式拉筋的一個示範動作。

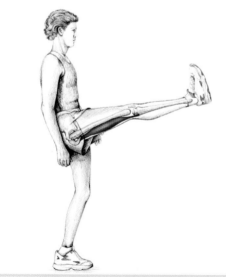

圖3.3：主動式拉筋的一個示範動作。

三、主動式拉筋伸展

主動式拉筋伸展運動不需藉助器材或同伴等的外力幫助。這種拉筋法是運用相反肌肉（拮抗肌）的力量，來伸展目標肌群（主動肌）。相反肌肉的收縮可以幫助主動肌放鬆，最典型的一個動作是把單腳往前盡量抬高（見圖3.3），在沒有同伴和器材輔助下維持這個姿勢一段時間。

主動式拉筋伸展是有效的復健方法，也是進行動態式拉筋伸展前的一個很好的準備運動。這種拉筋運動通常很難長時間維持一個姿勢不變，所以每個拉筋姿勢往往只能持續十秒至十五秒。

四、本體感覺神經肌肉誘發術（PNF伸展法）

本體感覺神經肌肉誘發術是

PNF伸展法的中譯名稱，是
一種比較進階的柔軟度訓練
方法，同時運用到目標肌肉
的伸展和收縮。這種伸展法
原本是以復健為目標發展出
來的，是一種非常有效的復
健運動。對於特定肌群的訓
練、提高柔軟度（及活動範
圍）以及增進肌力等目標來
說，這種伸展法也十分適合
且有效。

PNF伸展法採取的動作會讓
目標肌肉受到壓力，由同伴
施加阻力讓運動者維持姿勢
不動，收縮目標肌肉五至六
秒。收縮強度，應視肌肉情
況而定。收縮的肌群接著放
鬆，然後進行三十秒左右的
有限度伸展。運動者接著有

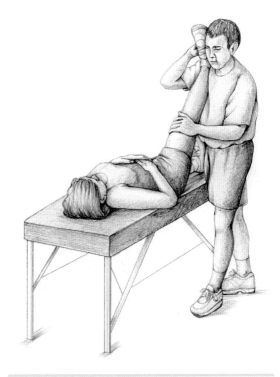

圖3.4：PNF伸展法的一個動作。

三十秒的休息時間，一個伸展操應重複二至四次。

關於PNF伸展法的相關時間問題，目前獲得的建議有些出入。例如「每個
肌群應該收縮多久？」或「每次伸展之間應該休息多久？」提出的回應都
不一樣，就我考量研究過的資料及個人經驗後的專業看法，以下的時間建
議可為PNF伸展法帶來最大的效益。

1 運動員及其同伴就定位，由同伴延展運動員的四肢，直到運動員
的肌肉受到伸展及感覺到緊繃為止。

2 運動員接著收縮被伸展的肌肉五至六秒，而同伴必須讓運動員維
持姿勢不動。收縮力道應視肌肉的情況而定。比方說，絕對不要
過度收縮受傷的肌肉。

3 讓肌群放鬆，接著同伴小心地將肌肉推展至運動員活動範圍的極
限達三十秒。中間休息三十秒，然後重複動作二至四次。

五、伸展合併等長收縮（Isometric Stretching）

伸展合併等長收縮法是類似PNF伸展法的被動式伸展法，但收縮肌肉的時間較長。這種伸展法會讓目標肌肉承受很大的壓力，因此成長中的兒童和青少年不適合做這種伸展運動。其他建議，包括每兩回伸展運動間要有四十八小時的休息，而且一次只能伸展一個肌群。

伸展合併等長收縮法的典型例子是站立推牆的小腿肌伸展操（圖3.5，可參見本書編號097的拉筋伸展操），運動者身體挺直手扶牆，然後在感到舒服的範圍內，將一腿往後盡量退到遠處，雙腳腳跟要全程著地。保持這個姿勢，接著像是要把牆推倒般地往前用力，藉此收縮小腿肌肉。

伸展合併等長收縮法是以靜態伸展的姿勢，然後收縮目標肌群達十至十五秒。伸展目標的手臂或腿必須維持不動，然後放鬆肌肉至少二十秒。一個伸展操應重複二至五次。

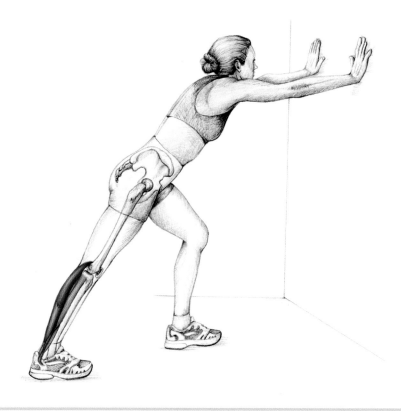

圖3.5：伸展合併等長收縮法的一個動作。

動態式拉筋伸展操

「動態式拉筋伸展」指的是牽涉到動態動作的一類伸展運動。換句話說，運動者不再是停留在某一個動作上面，而是採取擺動或跳躍的動作，藉此延展肌肉或擴大關節的活動範圍和柔軟度。以下簡單介紹三種動態拉筋伸展的方式。

一、彈震式伸展（Ballistic Stretching）

彈震式伸展是利用快速擺動、彈動及反彈產生的動力，迫使身體部位超越平常的活動範圍，這是過時的一種伸展法。

彈震式伸展可能產生的危險超過其好處，選擇其他的動態伸展方式或PNF伸展法，可以達到更好的伸展效果。彈震式伸展的主要缺點除了可能受傷之外，還包括沒有給目標肌群足夠的時間適應伸展姿勢，反而反覆地引發牽張反射（見第四章說明），而造成肌肉緊繃。

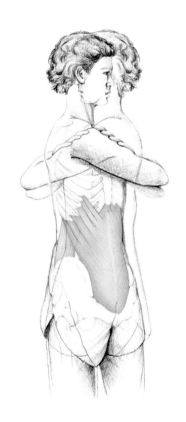

二、動態伸展

不同於彈震式伸展，動態伸展運用克制或溫和的彈動或擺動動作，讓特定的身體部位達到其活動範圍極限。這種伸展法會逐漸增加彈動或擺動的力道，但動作絕對不能急遽猛烈或失控。

切勿把動態拉筋伸展和彈震式伸展併為一談。動態伸展的每個動作緩慢、溫和，且過程目標清楚。動態伸展絕對不會讓關節超過其正常的活動範圍，而彈震式伸展卻激烈許多，而且目標就是要迫使人體部位超越其正常活動範圍的極限。

圖3.6：彈震式伸展的一個動作。

三、單一肌群主動伸展法（Active Isolated Stretching）

單一肌群主動伸展法簡稱AIS，是亞倫·馬特斯（Aaron L. Mattes）發展出來的一種新式的拉筋伸展法，可以將想要伸展的肌群單一隔離定位，進行兩秒鐘的伸展。方法是收縮拮抗肌（即相反的肌群），迫使被伸展的肌群放鬆。單一肌群主動伸展運動的運作方式如下：

選擇所要伸展的肌群，然後採取某一個伸展姿勢。

主動收縮拮抗肌。

快速順暢地進入伸展。

維持該姿勢一至二秒，然後放鬆。

重複這個伸展操五至十次。

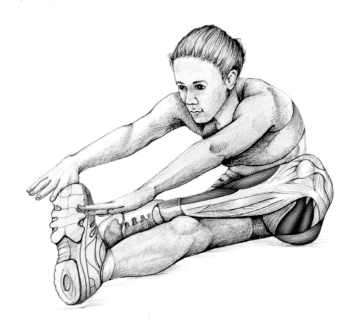

圖3.7：單一肌群主動伸展的一個動作，只要停留一至兩秒鐘，就能放鬆肌肉。

第四章 拉筋伸展操的安全守則

大部分的活動都有確保安全的規則和準則，拉筋伸展操也不例外。拉筋伸展操要是做得不對，也可能會導致運動傷害及其他後遺症。因此，遵循確保安全和最大伸展效益的安全守則，十分重要。

有心想要練習伸展操的人，在開始練習之前必須審慎選擇，多方比較，找出切合自身條件的伸展操或拉筋操，並且持之以恆練習。要注意的是，關於伸展操的相關資訊也有許多混淆之處，而讓人疑惑的是，拉筋操或伸展操真的有好壞之分嗎？那麼，我們又怎麼知道哪些是好的伸展操，而哪些又是不好的伸展操？以下，我們就一起來釐清這個疑惑。

伸展操沒有所謂的好壞之分！

一如運動沒有好壞之分，伸展操也沒有好壞之分，差別只在於適不適合每個人的個別需求。因此，要說哪種伸展操是否適合，答案是：因人而異。

舉個例子來說，肩部受傷的人不該做伏地挺身或自由式游泳，但這不表示這兩種運動是不好的。同樣道理也適用於拉筋伸展運動上面，肩部受傷的人不該做針對肩膀部位的拉筋伸展操，但這不表示所有的肩部拉筋伸展操都不好。

就如前面提過的，伸展操本身並無好壞之分。練習伸展操的方式以及做伸展操的人，才是伸展操是否安全有益，以及是否有效或有害的關鍵。要說哪一個伸展操「好」或「不好」，是不智且危險的想法。要是我們給哪種伸展操貼上「好」的標籤，有人就會誤以為他們可以隨時隨意做那種伸展操，完全不會有任何問題。

個別需求才是關鍵！

記得，伸展操沒有好壞之分。不過，在選定伸展操之前，有一些必須注意及「檢查」的事項要先考量清楚，才能認定你挑選的伸展操沒有問題。

1 首先，對運動者做整體評估。他們健康嗎？體能活躍程度如何？過去五年，經常久坐不愛動？他們是專業運動員嗎？有沒有受過重傷？有沒有任何肌肉痠痛或疼痛，或是關節僵硬的問題？

2 其次，仔細評估想要伸展的身體部位或肌群。那些肌肉健康嗎？關節、韌帶或肌腱等部位有過損傷嗎？那些部位最近受過傷嗎？是否還在復原階段？

萬一想伸展的肌群不是百分百健康，就要避免伸展那個部位，以免二度受到傷害。先做好復原和復健的步驟，再來從事特定部位的拉筋伸展運動，是比較理想的做法。不過，要是運動者很健康，想要伸展的部位也沒有受傷，就可以在練習伸展運動時依循以下準則。

一、做拉筋伸展操之前一定先暖身

我們經常會忽略這項首要準則，而沒有切實做好暖身，所以有可能因為強行拉筋而嚴重受傷。伸展未經暖身的肌肉，就像硬要拉開乾枯的舊橡皮圈一樣，風險是：可能會斷掉。

伸展運動前先暖身有幾個好處，但最主要的目的是讓身體和心理為較費力的活動做好準備。暖身幫人體做準備的方式之一，是提高人體的核心體溫和肌肉溫度。肌肉溫度一旦提高，就會變得較為放鬆、柔軟及靈活。如此一來，就能確保伸展運動能獲得最大的益處。

正確的暖身運動也能提高心跳及呼吸速率。我們的身體會因此增加血流，從而把較多氧氣和養分帶到要運動的肌肉部位。這些因素，都能幫助肌肉為伸展運動做好準備。

正確的暖身運動應該包括少量的體能活動。暖身運動的強度和時間長短（多強？做多久？），要視運動者的體適能程度而定。不過大部分的人應該要做十分鐘的暖身運動，而且要達到輕微發汗的狀態。

二、運動前後都要做伸展操

我們常常有這樣的疑問：「我應該在運動前或運動後做伸展操？」這不是

二選一的選擇題，因為運動前後都有必要做伸展操。運動前後的伸展操各有不同目的，兩者不能一概而論。

運動之前做伸展操，可以有效預防受傷。伸展運動可以延展肌肉和肌腱，因而提高人體部位的活動範圍，藉此預防因為不當拉扯、施力不當而受傷。如此一來，就能確保身體活動自如，不會受限或受到傷害。

運動之後的伸展操，則扮演不同的角色。其主要目的是幫助肌肉和肌腱的修補和修復。伸展操可以延展肌肉和肌腱，有助於預防肌肉緊繃，延遲激烈運動後常有的肌肉痠痛困擾。

運動後的伸展操應該被當成是緩和運動看待。緩和運動要怎麼做，要視運動的時間長短及激烈程度而定，但通常是五至十分鐘的一種溫和的體能活動，接著再做五至十分鐘的靜態伸展操。

有效的緩和運動，包括少量的體能活動和伸展操，能夠幫助肌肉排除廢物，預防血池形成，並運送較多的氧氣與養分到肌肉。這些都能幫助人體恢復到運動前的狀態，因而有助於身體復原過程。

三、伸展主要肌群及作用相反的肌群

做拉筋伸展操的一個要點，是要顧及我們身體所有的主要肌群。例如，如果你從事的是某種著重腿部的運動，並不代表就可以在伸展訓練時忽略上半身。

所有的肌肉在體能活動時都扮演著重要角色，而非只有特定一些肌肉。比方說，上半身的肌肉對所有徑賽運動都非常重要。這些肌肉在我們賽跑時，對身體的穩定和平衡影響重大。因此，保持上半身肌肉柔軟靈活，至關緊要。

人體所有的肌肉都有與其作用相反的肌肉。比方說，和腿前方的肌肉（股四頭肌）相反的是腿後方的肌肉（腿後肌）。這兩組肌群彼此拮抗以平衡人體，要是兩組肌群的肌力或柔軟度不一樣，就可能導致受傷或姿勢不良的問題。舉例來說，腿後肌撕裂是徑賽運動常見的運動傷害。造成的原因往往是運動員有強壯的股四頭肌，但腿後肌卻無力或僵硬。這樣的不平衡讓腿後肌承受很大的壓力，因而導致肌肉撕裂或拉傷。

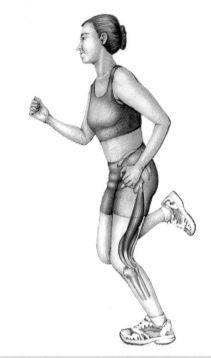
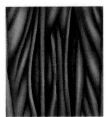

拉傷的肌肉

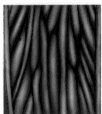

正常的肌肉

圖4.1：緊繃的腿後肌，在跑步時容易造成撕裂傷。

四、拉筋伸展操宜和緩

緩慢、溫和的拉筋伸展運動有助於放鬆肌肉，運動者也因此更能享受拉筋伸展運動，並且獲益更大。此外，也能避免快速急遽的動作而引發肌肉撕裂和拉傷。

五、絕對不超過緊繃點

拉筋伸展操不應該是讓人會產生疼痛感的運動，而是要讓人能樂在其中，放鬆、享受舒通筋肉的一種有益活動。然而，不少人誤以為要從拉筋伸展操獲得最大的效果，就是要能忍痛練習。這是做伸展運動最大的錯誤觀念。以下就來解釋個中原因。

當肌肉被伸展到緊繃點時，人體會啟動「牽張反射」（stretch reflex）這種防衛機制。牽張反射的主要功能是維持肌肉正常長度，是人體預防肌肉、肌腱和關節重大傷害的安全措施。牽張反射用以保護肌肉和肌腱的方式是引發收縮，阻止它們被伸展。

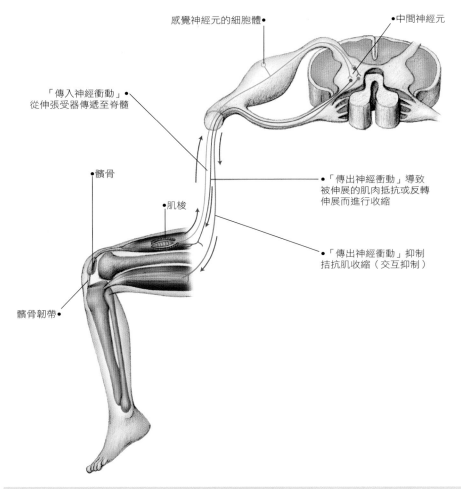

感覺神經元的細胞體●   ●中間神經元

「傳入神經衝動」
從伸張受器傳遞至脊髓 ●

髕骨●

●肌梭

                                         ●「傳出神經衝動」導致
                                         被伸展的肌肉抵抗或反轉
                                         伸展而進行收縮

                                         ●「傳出神經衝動」抑制
                                         拮抗肌收縮（交互抑制）

髕骨韌帶●

圖4.2：牽張反射弧。

所以要避免啟動牽張反射的機制，就要避免疼痛。練習拉筋伸展操時，千萬不要刻意伸展身體部位到不舒服的程度，只要伸展肌肉到感覺到緊繃程度就好。如此一來，運動者就可避免拉傷肌肉，也能從伸展運動中獲得最大好處。

六、拉筋伸展時呼吸要緩和自然

許多人做拉筋伸展操時會不自覺地憋氣，這會造成肌肉緊張，肌肉因此不容易伸展開來。要避免這種情況，做伸展操時記得要配合緩慢的深呼吸。

這有助於放鬆肌肉、增加血流，並運送較多的氧氣與養分到肌肉。

一個錯誤的例子

我們來看看一個最受爭議的伸展操動作，就能瞭解以上的幾個安全準則應該如何運用。

如圖4.3所示的伸展動作很多人都不敢苟同，認為這個動作的風險很高，是一個不正確的伸展動作，因此大都建議不要隨便就做這個伸展動作。

但是，為什麼在奧林匹克運動會、大英國協運動會和世界錦標賽上，都可以見到短跑選手在賽前做這個伸展動作呢？讓我們應用以上的檢查標準，來看看會得到什麼樣的結果。

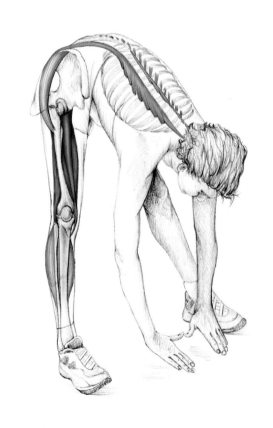

圖4.3：有爭議性的一個伸展動作？

第一步，就是先評估做這個伸展動作的是什麼人。

1 他們健康、生活型態活躍，體適能狀態良好嗎？如果不是，那麼這個伸展動作就不是他們可以輕易嘗試的。

2 他們年紀大、體重過重或身體狀況差嗎？他們年紀輕，還在成長階段嗎？他們的生活習慣是久坐不好動嗎？如果答案是肯定的，以上這些人就應該避開這個伸展動作。

通常第一步的評估考量，大概就會刷掉百分之五十

的人，也就是說，有多達五成的人不適合做這個伸展動作。

第二步，就是評估所要伸展的部位。這個伸展動作顯然會讓腿後肌和下背肌肉承受很大的壓力。因此，要是腿後肌或下背肌肉不是完全健康的人，就不能做這個伸展動作。

第二步的評估考量，大概會排除另外百分之二十五的人，也就是說，這個伸展動作只適合百分之二十五的人來做，這些人都是經過良好訓練、體能狀態良好，而且沒有受傷的運動員。

最後要提醒的是，即便是這些經過良好訓練、體能狀態良好且沒有受傷的運動員，還是要依循上述六個注意事項，才能確保安全有效地做這個伸展動作。

不要忘了，伸展操本身沒有好壞之分。練習伸展操的方式以及做伸展操的人，才是伸展操是否安全有益，以及是否有效或有害的關鍵。

第五章　做對拉筋伸展操的技巧

做拉筋伸展操的時機

拉筋伸展操必須與其他運動訓練占有同等重要的地位。只要是參加運動競賽或做任何運動，就必須花時間做拉筋伸展操。一定要安排出時間伸展緊繃或僵硬的身體部位，愈是熱中運動與體適能的人，就愈要花時間和精力在伸展運動上。

如第四章所述，運動前後都要做伸展操，這是不可怠惰的。除此之外，我們還應該在哪些時候做伸展操呢？針對個別的訓練目標，又要如何選擇最適合的伸展操呢？

依照訓練目標選對伸展操種類，對柔軟度訓練的效果有很大的影響。以下是我對如何選擇伸展操的一些建議。

選對拉筋伸展操

就暖身來說，選擇動態式拉筋伸展操最有效。而就緩和運動而言，靜態及被動式拉筋伸展，以及PNF伸展法最適合。如果要增進肌肉和關節活動範圍，建議做PNF伸展法和單一肌群主動伸展。若以復健為目標，結合PNF伸展法、單一肌群主動伸展以及主動式拉筋，可以達到最佳效果。

隨時都能做

那麼，我們還應該在哪些時候做拉筋伸展操呢？任何時候都可以。拉筋伸展運動是放鬆自己和舒緩日常生活壓力的好方法，看電視時做做拉筋伸展操，是善用時間的好方法。一開始可以先原地快走或慢跑五分鐘，然後坐在電視機前的地板開始練習幾個伸展動作。

如果日後要參加體育競賽，就要非常注意自己的身體狀態，讓身體保持良好的體能狀態，進而慢慢達到顛峰狀態是非常重要的事。參賽者的身體柔軟度應該在競賽之前達到最佳狀態。很多人都是在競技性運動時，因為急

遽激烈的動作而受傷。因此在競賽前，務必要好好做拉筋伸展操。

停留動作、計數、再重複

每個伸展動作應該停留多久時間？每個伸展操應該要做幾次？每回的練習時間要多長？

以上問題是討論拉筋伸展運動時，經常會被提出的問題。儘管相關資訊對此的看法不一，就我研究資料以及衡量過個人經驗之後的專業看法，認為以下建議是目前最正確且有益的資訊。

每個伸展動作應該停留多久時間？

這是爭議性最大，也最眾說紛紜的一個問題。有些人會說停留十秒鐘就夠了，我認為這是最低限度。十秒鐘只夠肌肉放鬆並開始延展，要對柔軟度有任何幫助，至少每個伸展動作要停留二十至三十秒才行。

伸展運動要做得多深入，必須視個人是否有經常運動的習慣或從事的運動類型而定。對於想增進健康及體適能的人而言，每個動作只要停留二十秒就夠了。然而，對於從事激烈的競技性運動的人，每個動作至少必須停留三十秒，然後延長到六十秒以上。

每個伸展操應該要做幾次？

同樣準則也適用於此一問題。每個肌群需要做多少次伸展動作，這也必須視個人是否有經常運動的習慣或從事的運動類型而定。比方說，初學者應該伸展每個肌群二至三次。要是從事較激烈運動的人，就必須伸展每個肌群三至五次。

每回的練習時間要多長？

這個問題也同樣適用於上述準則。初學者每回練習時間五至十分鐘就夠了，但專業運動員就可能要長達兩個小時。若是介於初學者及運動員之間的人，可依自己程度調整時間長短。

做拉筋伸展操要有耐心，沒有人能夠在兩三星期內就柔軟度大增，所以不

要期待伸展運動會帶來奇蹟般的效果。眼光要放得長遠，有些肌群需要至少三個月的密集伸展運動才能見到成效。所以持之以恆，絕對是值得的。

拉筋伸展操的步驟

剛開始練習伸展運動時，不要只做幾種伸展操，而是要做大範圍的全身性伸展。其目的是降低整體肌肉的緊繃程度，並且提高關節及四肢的活動能力。

接下來，就是開始伸展肌肉和肌腱到超越其正常的活動範圍，以提高身體的整體柔軟度。然後，再針對特別緊繃的部位伸展，或是對自己所從事的運動項目選擇適合的伸展操訓練特別重要的身體部位。要記得，這些都要花時間。這些伸展練習可能要花上三個月才能看見效果，習慣靜態生活或是一向缺乏肌肉訓練的人可能需要更長的時間。

沒有資料顯示，伸展運動必須依循哪些特定程序。但是，一般建議是從坐姿式的拉筋伸展操入手，因為採坐姿練習，受傷機率會較小，等身體適應後，再接著練習站姿式拉筋伸展操。最簡易的做法是從腳踝開始伸展，然後往上進行到頸部，或是反方向進行也可以。只要能伸展到所有主要肌群及作用相反的肌群，採用哪種方式都無所謂。

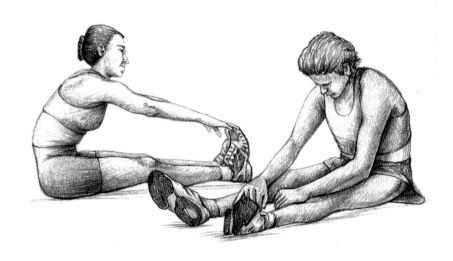

圖5.1：正確姿勢及不良姿勢的差別。注意左邊運動員的雙腳朝上，背也相當平直。
右邊運動員由於姿勢不正確會造成肌肉失衡，受傷風險大增。

一旦整體的柔軟度提升後，就可開始專注於加強特定肌肉或肌群的活動範圍，特別針對這些肌肉來做伸展運動，這對做拉筋伸展操是相當重要的過程。做法是一次只專注在一個肌群上，比如說，不要一次訓練兩腿的腿後肌，而是一次只專注訓練一側的腿後肌就好。這樣的訓練方法，可以幫助降低支持肌群的拮抗力。

姿勢

伸展姿勢或稱正位（alignment），是柔軟度訓練最常被忽略的層面。在做拉筋伸展運動時，必須切記姿勢會影響到伸展運動的整體效益。不良的姿勢和不正確的做法可能造成肌肉失衡，而讓身體受傷。正確的姿勢，則能讓目標肌群得到最好的伸展（見圖5.1）。

主要肌群是由許多不同的肌肉構成，要是伸展姿勢不精準或不正確，可能會讓肌肉受力不均，導致肌肉失衡而讓身體受傷。舉例來說，伸展腿後肌時，雙腳一定要朝上。如果雙腳朝向側邊，就可能讓腿後肌的部分肌肉承受過度壓力，因而導致肌肉失衡，如此一來，花時間做伸展運動反而未蒙其利，先受其害了。

|第二部|
11類114種簡易拉筋伸展操

頸部和肩部的拉筋操

頸部側向拉筋操

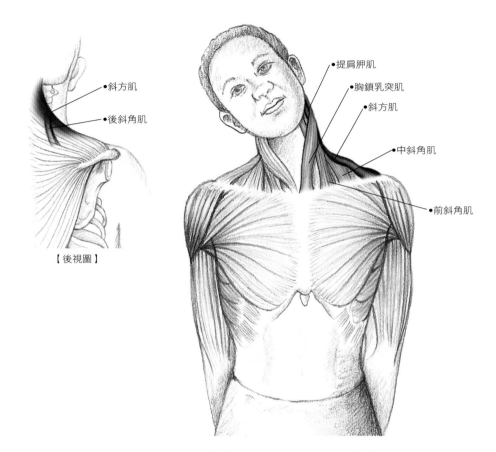

斜方肌
後斜角肌
【後視圖】

提肩胛肌
胸鎖乳突肌
斜方肌
中斜角肌
前斜角肌

▌步驟

抬頭看著前方。雙手置於背後，慢慢把耳朵貼向肩膀。

▌拉到的肌群

• 主要肌群：提肩胛肌、斜方肌。
• 次要肌群：胸鎖乳突肌、前斜角肌、中斜角肌、後斜角肌。

動作訣竅

1.放鬆肩膀。
2.雙手一直要放在背後。
3.側頭時不要聳肩。

• 有助於修復哪些肌肉問題：

頸部肌肉拉傷、頸部揮鞭樣損傷（頸椎屈曲／伸展損傷）、頸椎神經牽拉症、急性斜頸。

• 對哪些運動有幫助：

拳擊、美式足球、橄欖球、游泳、摔角。

▶可以配合練習的其他拉筋操：編號002

頸部旋轉拉筋操

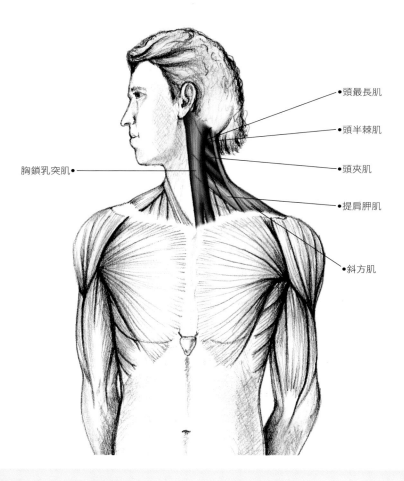

頭最長肌

頭半棘肌

頭夾肌

胸鎖乳突肌•

提肩胛肌

斜方肌

▌ 步驟

抬頭挺直站立，肩膀不動，慢慢把下巴轉向肩膀。

▌ 拉到的肌群

• 主要肌群：胸鎖乳突肌、頭夾肌、頭半棘肌、頭最長肌。
• 次要肌群：提肩胛肌、斜方肌。

動作訣竅

1. 保持頭部挺直。
2. 下巴不要下垂。

• 有助於修復哪些肌肉問題：
  頸部肌肉拉傷、頸部揮鞭樣損傷（頸椎屈曲／伸展
  損傷）、頸椎神經牽拉症、急性斜頸。
• 對哪些運動有幫助：
  射箭、拳擊、美式足球、橄欖球、游泳、摔角。

▶ 可以配合練習的其他拉筋操：編號005

頸部前彎拉筋操

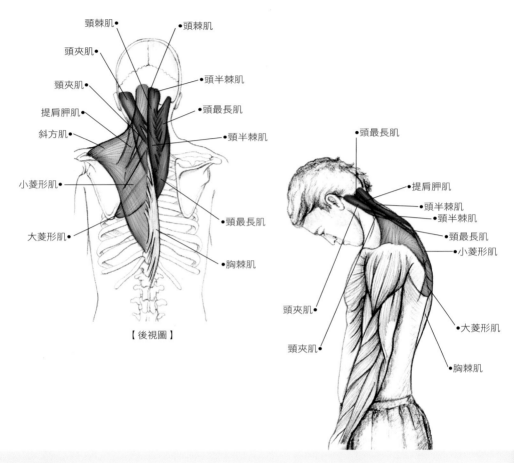

頸棘肌
頭棘肌
頭夾肌
頸夾肌
頭半棘肌
提肩胛肌
頭最長肌
斜方肌
頸半棘肌
小菱形肌
頭最長肌
大菱形肌
提肩胛肌
頸最長肌
頭半棘肌
頸半棘肌
胸棘肌
頸最長肌
【後視圖】
小菱形肌
頭夾肌
頸夾肌
大菱形肌
胸棘肌

▌ 步驟

挺直站立，下巴垂向胸膛。放鬆肩膀，雙臂垂放在身體兩側。

▌ 拉到的肌群

• 主要肌群：頭半棘肌、頸半棘肌、頭棘肌、頸棘肌、頭最長肌、頸最長肌、頭夾肌、頸夾肌。
• 次要肌群：提肩胛肌、斜方肌、菱形肌。

動作訣竅

1. 上背部和頸部的柔軟度因人而異，不要用力低下頭而導致過度拉扯頸部。
2. 放鬆身體，靠頭部重量自然下垂而伸展頸部。

• 有助於修復哪些肌肉問題：

頸部肌肉拉傷、頸部揮鞭樣損傷（頸椎屈曲／伸展損傷）、頸椎神經牽拉症、急性斜頸。

• 對哪些運動有幫助：

拳擊、美式足球、橄欖球、自行車、游泳、摔角。

▶ 可以配合練習的其他拉筋操：編號006

頸部延展拉筋操

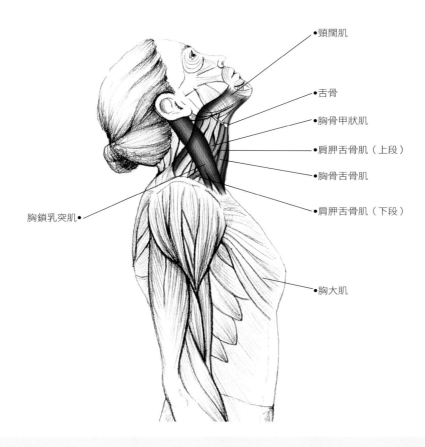

頸闊肌

舌骨

胸骨甲狀肌

肩胛舌骨肌（上段）

胸骨舌骨肌

肩胛舌骨肌（下段）

胸大肌

胸鎖乳突肌

▌步驟

挺直站立，頭往上抬，同時看著上方，彷彿要把下巴抬高指天。放鬆肩膀，雙臂垂放在身體兩側。

▌拉到的肌群

- 主要肌群：頸闊肌、胸鎖乳突肌。
- 次要肌群：肩胛舌骨肌、胸骨舌骨肌、胸骨甲狀肌。

動作訣竅

做這個拉筋操時，嘴巴不要張開。

- 有助於修復哪些肌肉問題：
  頸部肌肉拉傷、頸部揮鞭樣損傷（頸椎屈曲／伸展損傷）、頸椎神經牽拉症、急性斜頸。
- 對哪些運動有幫助：
  拳擊、美式足球、橄欖球、自行車、游泳、摔角。

▶可以配合練習的其他拉筋操：編號029

頸部前伸拉筋操

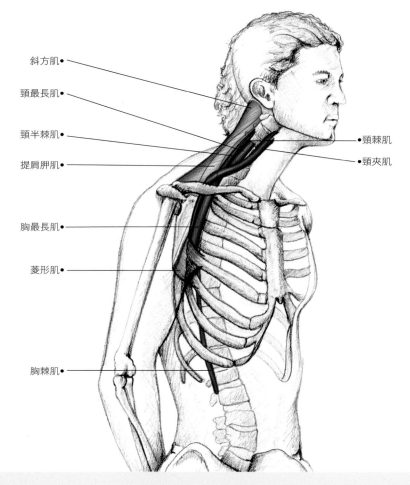

斜方肌●
頸最長肌●
頸半棘肌●
提肩胛肌●
●頸棘肌
●頸夾肌
胸最長肌●
菱形肌●
胸棘肌●

▌步驟

抬頭，接著將下巴往前頂，頭部往前推出。

▌拉到的肌群

- 主要肌群：頸半棘肌、頸棘肌、頸最長肌、頸夾肌。
- 次要肌群：提肩胛肌、斜方肌、菱形肌。

動作訣竅

1.頭要抬高。
2.下巴不要下垂。

- 有助於修復哪些肌肉問題：
  頸部肌肉拉傷、頸部揮鞭樣損傷（頸椎屈曲／伸展損傷）、頸椎神經牽拉症、急性斜頸。
- 對哪些運動有幫助：
  拳擊、美式足球、橄欖球、自行車、游泳、摔角。

▶可以配合練習的其他拉筋操：編號003

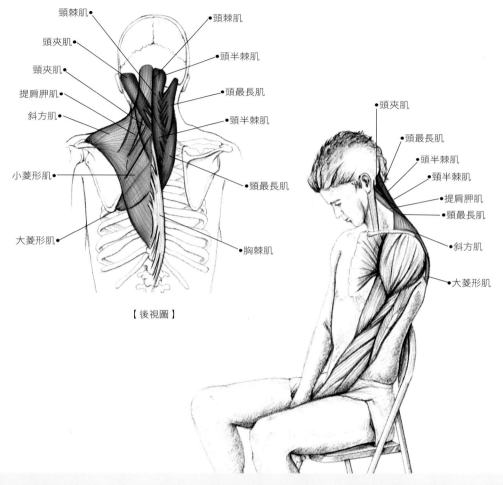

頸棘肌
頭夾肌
頸夾肌
提肩胛肌
斜方肌
小菱形肌
大菱形肌

頭棘肌
頭半棘肌
頭最長肌
頸半棘肌
頸最長肌
胸棘肌

【後視圖】

頭夾肌
頭最長肌
頭半棘肌
頸半棘肌
提肩胛肌
頸最長肌
斜方肌
大菱形肌

▌步驟

坐在椅子上，雙手交叉垂靠到雙腿間的椅子。讓頭部下垂，然後抬頭回正。

▌拉到的肌群

- **主要肌群**：頭半棘肌、頸半棘肌、頭棘肌、頸棘肌、頭最長肌、頸最長肌、頭夾肌、頸夾肌。
- **次要肌群**：提肩胛肌、斜方肌、菱形肌。

動作訣竅

上背部和頸部的柔軟度因人而異。不要用力低下頭而導致過度伸展頸部，而是身體放鬆，讓頭部隨著本身的重量下垂而自然伸展頸部。

> •**有助於修復哪些肌肉問題**：
> 頸部肌肉拉傷、頸部揮鞭樣損傷（頸椎屈曲／伸展損傷）、頸椎神經牽拉症、急性斜頸。
> •**對哪些運動有幫助**：
> 射箭、拳擊、美式足球、橄欖球、自行車、高爾夫球、游泳、摔角。

▶可以配合練習的其他拉筋操：編號003、010

平臂式的肩膀拉筋操

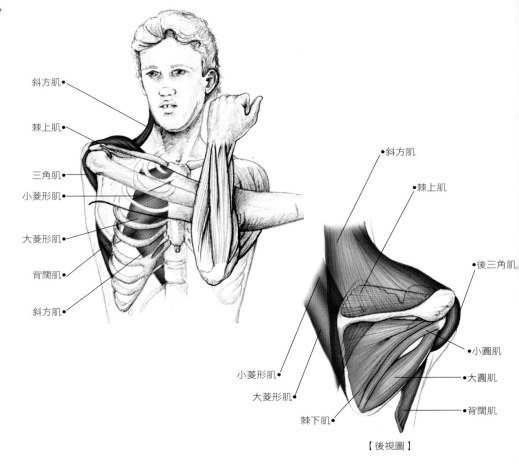

斜方肌
棘上肌
三角肌
小菱形肌
大菱形肌
背闊肌
斜方肌

斜方肌
棘上肌
後三角肌
小圓肌
大圓肌
背闊肌

小菱形肌
大菱形肌
棘下肌

【後視圖】

▎步驟

身體站直，一隻手臂橫過胸前，並與地面保持平行，然後把手肘往另一側的肩膀拉近。

▎拉到的肌群

• 主要肌群：斜方肌、菱形肌、背闊肌、後三角肌。
• 次要肌群：棘上肌、棘下肌、大圓肌、小圓肌。

動作訣竅

手臂不要彎曲，與地面保持平行。

• 有助於修復哪些肌肉問題：

脫臼、錯位、肩鎖關節分離、胸鎖關節分離、肩關節夾擠症候群、肩旋轉肌肌腱炎、肩部滑囊炎、肩凝症（五十肩）。

• 對哪些運動有幫助：

射箭、板球、棒球、壘球、拳擊、高爾夫球、網球、羽毛球、壁球、划船、雙人（單人）獨木舟運動、游泳、田徑投擲項目。

▶可以配合練習的其他拉筋操：編號008

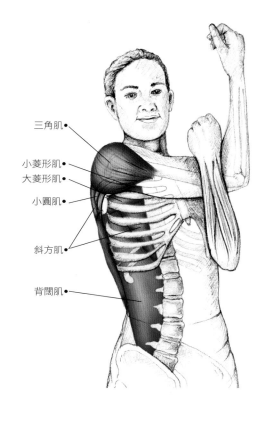

三角肌•

小菱形肌•
大菱形肌•

小圓肌•

斜方肌•

背闊肌•

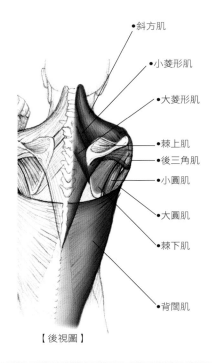

•斜方肌

•小菱形肌

•大菱形肌

•棘上肌
•後三角肌

•小圓肌

•大圓肌

•棘下肌

•背闊肌

【後視圖】

▌ 步驟
身體站直，一隻手臂橫過胸前。手肘弓成九十度，然後把手肘往另一側肩膀拉。

▌ 拉到的肌群
• 主要肌群：斜方肌、菱形肌、背闊肌、後三角肌。
• 次要肌群：棘上肌、棘下肌、大圓肌、小圓肌。

動作訣竅
上臂與地面保持平行。

•有助於修復哪些肌肉問題：
脫臼、錯位、肩鎖關節分離、胸鎖關節分離、肩關節夾擠症候群、旋轉肌肌腱炎、肩部滑囊炎、肩凝症（五十肩）。
•對哪些運動有幫助：
射箭、板球、棒球、壘球、拳擊、高爾夫球、網球、羽毛球、壁球、划船、雙人（單人）獨木舟運動、游泳、田徑投擲項目。

▶ 可以配合練習的其他拉筋操：編號007

抱臂式的肩膀拉筋操

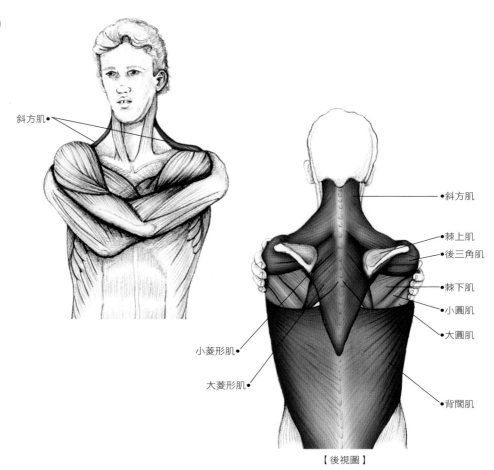

斜方肌

斜方肌
棘上肌
後三角肌
棘下肌
小圓肌
大圓肌

小菱形肌
大菱形肌

背闊肌

【後視圖】

▌ 步驟

身體站直，雙臂交叉環抱肩膀就像擁抱自己一樣。然後把雙肩往後挺。

▌ 拉到的肌群

• 主要肌群：斜方肌、菱形肌、背闊肌、後三角肌。
• 次要肌群：棘上肌、棘下肌、大圓肌、小圓肌。

動作訣竅

1.不要猛然把肩膀往後挺。
2.要慢慢地把肩膀往後拉，做漸進式伸展。

•有助於修復哪些肌肉問題：

脫臼、錯位、肩鎖關節分離、胸鎖關節分離、肩關節夾擠症候群、旋轉肌肌腱炎、肩部滑囊炎、肩凝症（五十肩）。
•對哪些運動有幫助：

射箭、板球、棒球、壘球、拳擊、高爾夫球、網球、羽毛球、壁球、划船、雙人（單人）獨木舟運動、游泳、田徑投擲項目。

▶可以配合練習的其他拉筋操：編號010

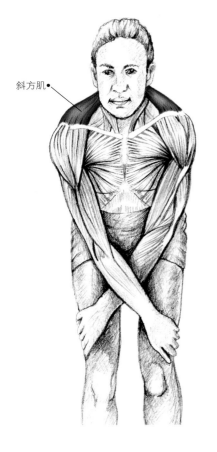

斜方肌•

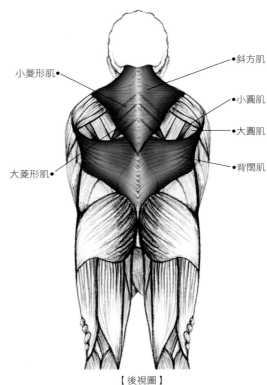

小菱形肌•

大菱形肌•

•斜方肌

•小圓肌

•大圓肌

•背闊肌

【後視圖】

▌步驟

屈膝站立，雙臂於身前交叉，接著雙手抓住膝蓋後面。漸漸挺起上半身，直到上背部和肩膀覺得緊繃為止。

▌拉到的肌群

• 主要肌群：斜方肌、菱形肌、背闊肌。
• 次要肌群：大圓肌、小圓肌。

動作訣竅

雙肩保持與地面平行，不要翻轉或一高一低。

•有助於修復哪些肌肉問題：

脫臼、錯位、肩鎖關節分離、胸鎖關節分離、肩關節夾擠症候群、旋轉肌肌腱炎、肩部滑囊炎、肩凝症（五十肩）。

•對哪些運動有幫助：

射箭、板球、棒球、壘球、拳擊、高爾夫球、網球、羽毛球、壁球、划船、雙人（單人）獨木舟運動、游泳、田徑投擲項目。

▶可以配合練習的其他拉筋操：編號006

反向的肩膀拉筋操

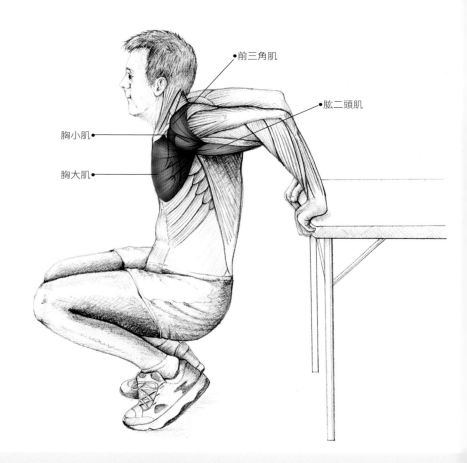

前三角肌

肱二頭肌

胸小肌

胸大肌

■ **步驟**

背對桌子或長椅站直，雙手反向抓住桌子或椅子的邊緣，慢慢往下蹲。

■ **拉到的肌群**

- 主要肌群：前三角肌、胸大肌、胸小肌。
- 次要肌群：肱二頭肌。

動作訣竅

用雙腿控制身體往下蹲的動作，不要猛然蹲得太快。

- **有助於修復哪些肌肉問題：**

  脫臼、錯位、肩鎖關節分離、胸鎖關節分離、肩關節夾擠症候群、旋轉肌肌腱炎、肩部滑囊炎、肩凝症（五十肩）、肱二頭肌腱斷裂、肱二頭肌腱炎、肱二頭肌拉傷、胸部肌肉拉傷、胸部肌肉止端發炎。

- **對哪些運動有幫助：**

  射箭、板球、棒球、壘球、拳擊、高爾夫球、網球、羽毛球、壁球、划船、雙人（單人）獨木舟運動、游泳、田徑投擲項目。

▶ 可以配合練習的其他拉筋操：編號016

| 第七章 |

手臂和胸部的拉筋操

雙手過頭的胸部拉筋操

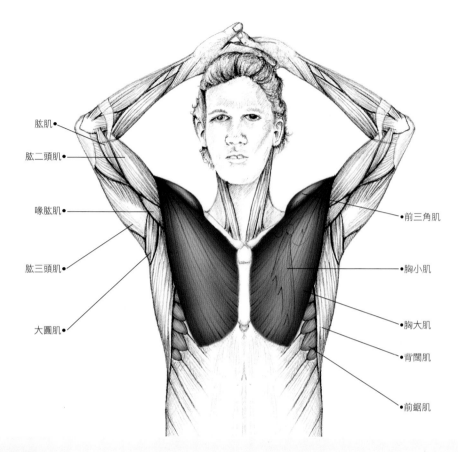

肱肌
肱二頭肌
喙肱肌
肱三頭肌
大圓肌

前三角肌
胸小肌
胸大肌
背闊肌
前鋸肌

▎步驟

身體站直，雙手十指交扣。彎曲手肘並把交扣的雙手舉到頭頂，同時把雙手和雙肘往後推。

▎拉到的肌群

• 主要肌群：胸大肌、胸小肌、前三角肌。
• 次要肌群：前鋸肌。

動作訣竅

1. 變化手的高度。雙手放到頭部後方，著重使用前三角肌。
2. 或把雙手舉到頭部上方，著重使用胸肌。

●有助於修復哪些肌肉問題：

肩關節夾擠症候群、旋轉肌肌腱炎、肩部滑囊炎、肩凝症（五十肩）、胸部肌肉拉傷、胸部肌肉止端發炎。

●對哪些運動有幫助：

籃球、籃網球、健行、隔宿健行、登山、定向越野運動、網球、羽毛球、壁球、划船、雙人（單人）獨木舟運動、游泳、板球、棒球、田徑投擲項目。

▶可以配合練習的其他拉筋操：編號017

有同伴幫忙的胸部拉筋操

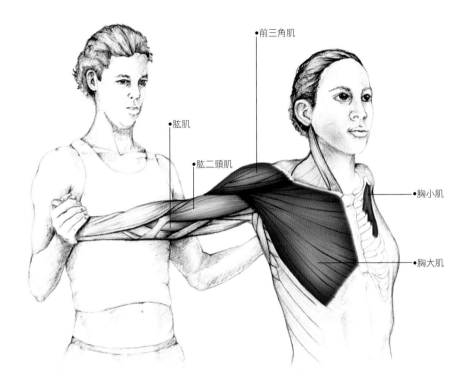

前三角肌

肱肌

肱二頭肌

胸小肌

胸大肌

▌步驟

雙臂張開與地面平行，請同伴抓住你的雙手，然後慢慢地把雙手往後拉。

▌拉到的肌群

* 主要肌群：胸大肌、胸小肌、前三角肌。
* 次要肌群：肱二頭肌、肱肌。

動作訣竅

1. 保持雙臂與地面平行。
2. 雙手手掌外翻。

* 有助於修復哪些肌肉問題：

  脫臼、錯位、肩鎖關節分離、胸鎖關節分離、肩關節夾擠症候群、旋轉肌肌腱炎、肩部滑囊炎、肩凝症（五十肩）、肱二頭肌腱斷裂、肱二頭肌腱炎、肱二頭肌拉傷、胸部肌肉拉傷、胸部肌肉止端發炎。

* 對哪些運動有幫助：

  籃球、籃網球、健行、隔宿健行、登山、定向越野運動、網球、羽毛球、壁球、划船、雙人（單人）獨木舟運動、游泳、板球、棒球、田徑投擲項目。

▶ 可以配合練習的其他拉筋操：編號014

手臂與地面平行的胸部拉筋操

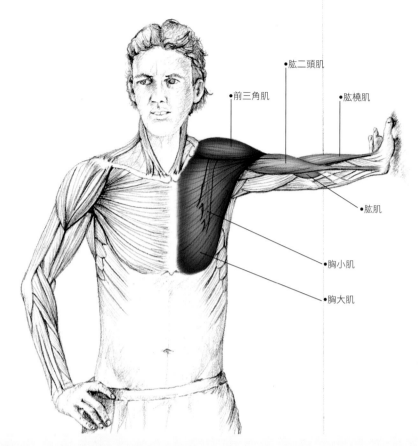

肱二頭肌

前三角肌

肱橈肌

肱肌

胸小肌

胸大肌

▋ 步驟

採站姿，一隻手臂伸向後方並與地面平行，然後搭在固定的物體上，再把肩膀和身體轉離伸出的手臂。

▋ 拉到的肌群

- 主要肌群：胸大肌、胸小肌、前三角肌。
- 次要肌群：肱二頭肌、肱肌、肱橈肌。

動作訣竅

保持手臂與地面平行，手指朝向後方。

- **有助於修復哪些肌肉問題：**

脫臼、錯位、肩鎖關節分離、肩鎖關節分離、肩關節夾擠症候群、旋轉肌肌腱炎、肩部滑囊炎、肩凝症（五十肩）、肱二頭肌腱斷裂、肱二頭肌腱炎、肱二頭肌拉傷、胸部肌肉拉傷、胸部肌肉止端發炎。

- **對哪些運動有幫助：**

籃球、籃網球、健行、隔宿健行、登山、定向越野運動、網球、羽毛球、壁球、划船、雙人（單人）獨木舟運動、游泳、板球、棒球、田徑投擲項目。

▶ 可以配合練習的其他拉筋操：編號013

折臂式胸部拉筋操

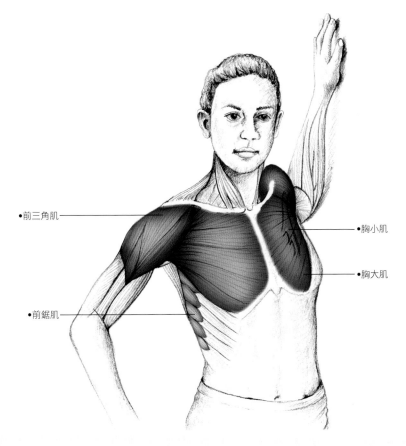

•前三角肌

•胸小肌

•胸大肌

•前鋸肌

▎步驟

採站姿，伸出一隻手臂，曲肘讓手臂與地面成直角。將前臂貼緊在固定的物體上，然後把肩膀和身體轉離伸出的手臂。

▎拉到的肌群

• 主要肌群：胸大肌、胸小肌、前三角肌。
• 次要肌群：前鋸肌。

動作訣竅

上手臂與地面保持平行。

•有助於修復哪些肌肉問題：

脫臼、錯位、肩鎖關節分離、胸鎖關節分離、肩關節夾擠症候群、旋轉肌肌腱炎、肩部滑囊炎、肩凝症（五十肩）、胸部肌肉拉傷、胸部肌肉止端發炎。

•對哪些運動有幫助：

籃球、籃網球、健行、隔宿健行、登山、定向越野運動、網球、羽毛球、壁球、划船、雙人（單人）獨木舟運動、游泳、板球、棒球、田徑投擲項目。

▶可以配合練習的其他拉筋操：編號014

雙手放在背後的胸部拉筋操

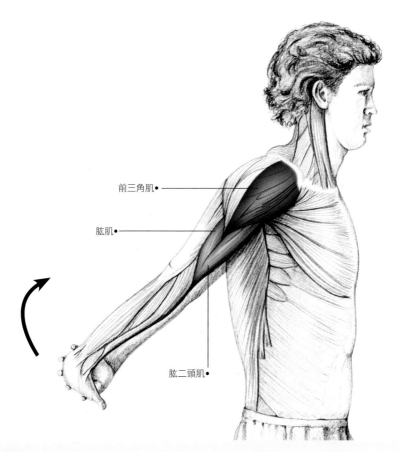

前三角肌•

肱肌•

肱二頭肌•

▍ 步驟

身體站直，雙手於背後交扣，然後慢慢把手臂往上抬。

▍ 拉到的肌群

- 主要肌群：前三角肌。
- 次要肌群：肱二頭肌、肱肌。

動作訣竅

手臂往上抬時，身體不要前傾。

- 有助於修復哪些肌肉問題：

  脫臼、錯位、肩鎖關節分離、胸鎖關節分離、肩關節夾擠症候群、旋轉肌肌腱炎、肩部滑囊炎、肩凝症（五十肩）、胸部肌肉拉傷、胸部肌肉止端發炎。

- 對哪些運動有幫助：

  籃球、籃網球、健行、隔宿健行、登山、定向越野運動、網球、羽毛球、壁球、划船、雙人（單人）獨木舟運動、游泳、板球、棒球、田徑投擲項目。

▶可以配合練習的其他拉筋操：編號011

彎腰式胸部拉筋操

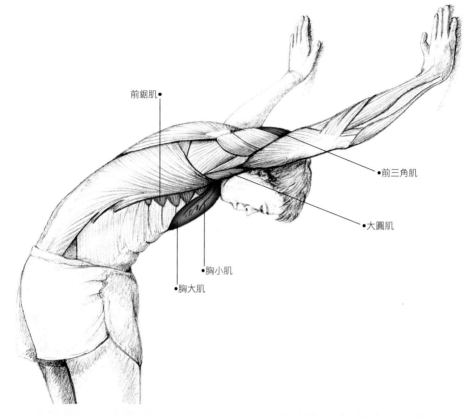

前鋸肌•

•前三角肌

•大圓肌

•胸小肌

•胸大肌

步驟

面向牆壁，雙手置於牆面高過頭部之處。慢慢放低肩膀，就像要把下巴貼近地面一樣。

拉到的肌群

- 主要肌群：胸大肌、胸小肌、前三角肌。
- 次要肌群：前鋸肌、大圓肌。

動作訣竅

1. 雙臂不要彎曲。
2. 十指朝上。

•有助於修復哪些肌肉問題：

脫臼、錯位、肩鎖關節分離、胸鎖關節分離、肩關節夾擠症候群、旋轉肌肌腱炎、肩部滑囊炎、肩凝症（五十肩）、胸部肌肉拉傷、胸部肌肉止端發炎。

•對哪些運動有幫助：

籃球、籃網球、健行、隔宿健行、登山、定向越野運動、網球、羽毛球、壁球、划船、雙人（單人）獨木舟運動、游泳、板球、棒球、田徑投擲項目。

▶可以配合練習的其他拉筋操：編號012

肱三頭肌拉筋操

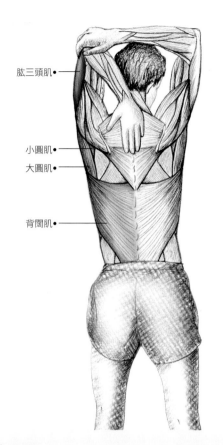
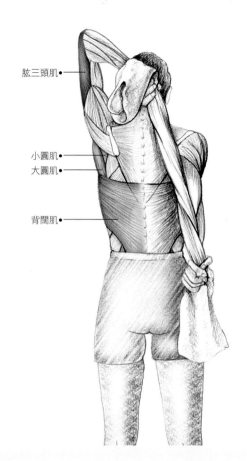

肱三頭肌●

小圓肌●
大圓肌●

背闊肌●

肱三頭肌●

小圓肌●
大圓肌●

背闊肌●

▎步驟
採站姿，一手置於後頸，手肘朝上。然後用另一手把手肘往下壓（可藉助繩子或毛巾）。

▎拉到的肌群
• 主要肌群：肱三頭肌。
• 次要肌群：背闊肌、大圓肌、小圓肌。

動作訣竅
做這個伸展動作的時間不要持續太久，以免肩部血液循環不良。

•有助於修復哪些肌肉問題：
肘關節扭傷、肘關節脫臼、手肘滑囊炎、肱三頭肌腱斷裂。
•對哪些運動有幫助：
籃球、籃網球、網球、羽毛球、壁球、划船、雙人（單人）獨木舟運動、游泳、板球、棒球、田徑投擲項目、排球。

▶可以配合練習的其他拉筋操：編號034

手插腰的旋轉拉筋操

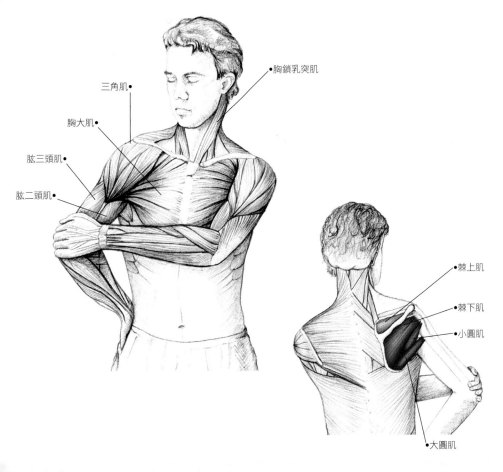

三角肌•
胸大肌•
肱三頭肌•
肱二頭肌•

•胸鎖乳突肌

•棘上肌
•棘下肌
•小圓肌

•大圓肌

▊ 步驟

採站姿，一手插在後腰上，手肘朝向側邊。用另一手抓住手肘，輕輕地把手肘往前拉。

▊ 拉到的肌群

• 主要肌群：棘下肌、大圓肌、小圓肌。
• 次要肌群：棘上肌。

動作訣竅

許多人的肩膀旋轉肌非常僵硬緊繃，剛開始做這個拉筋動作時，全程都要非常小心、緩慢。

•有助於修復哪些肌肉問題：

脫臼、錯位、肩鎖關節分離、胸鎖關節分離、肩關節夾擠症候群、旋轉肌肌腱炎、肩部滑囊炎、肩凝症（五十肩）。

•對哪些運動有幫助：

武術、網球、羽毛球、壁球、划船、雙人（單人）獨木舟運動、游泳、板球、棒球、田徑投擲項目、摔角。

▶ 可以配合練習的其他拉筋操：編號021

手臂朝上的旋轉拉筋操

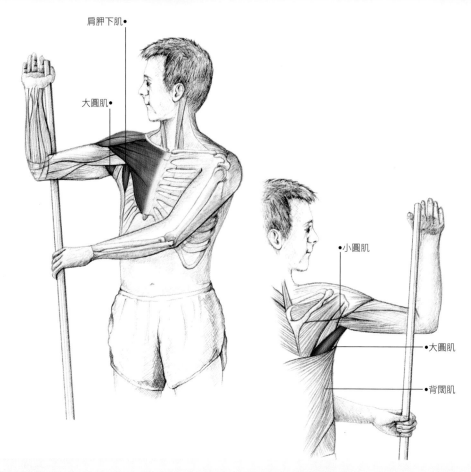

肩胛下肌•

大圓肌•

•小圓肌

•大圓肌

•背闊肌

▌步驟

採站姿，朝側邊伸出一隻手臂，前臂朝上，與上臂彎成九十度。拿一支掃帚桿靠在手肘後方，一隻手抓住掃帚桿，另一手則抓著掃帚桿的下部往前拉。

▌拉到的肌群

• 主要肌群：肩胛下肌、大圓肌。
• 次要肌群：小圓肌。

動作訣竅

許多人的肩部旋轉肌非常僵硬緊繃。剛開始做這個拉筋動作時，全程都要非常小心、緩慢。

•有助於修復哪些肌肉問題：

脫臼、錯位、肩鎖關節分離、胸鎖關節分離、肩關節夾擠症候群、旋轉肌肌腱炎、肩部滑囊炎、肩凝症（五十肩）。

•對哪些運動有幫助：

武術、網球、羽毛球、壁球、划船、雙人（單人）獨木舟運動、游泳、板球、棒球、田徑投擲項目、摔角。

▶可以配合練習的其他拉筋操：編號021

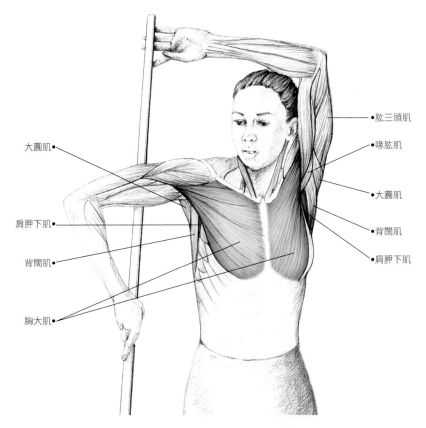

- 肱三頭肌
- 喙肱肌
- 大圓肌
- 背闊肌
- 肩胛下肌

大圓肌 •

肩胛下肌 •

背闊肌 •

胸大肌 •

步驟
採站姿，朝側邊伸出一隻手臂，前臂朝下，和上臂呈九十度。拿一支掃帚桿靠在手肘後方，一手抓住掃帚桿，另一手則抓著掃帚桿的上部往前拉。

拉到的肌群
• 主要肌群：肩胛下肌。
• 次要肌群：胸大肌。

動作訣竅
許多人的肩部旋轉肌非常僵硬緊繃。剛開始做這個拉筋動作時，全程都要非常小心、緩慢。

- 有助於修復哪些肌肉問題：
  脫臼、錯位、肩鎖關節分離、胸鎖關節分離、肩關節夾擠症候群、旋轉肌肌腱炎、肩部滑囊炎、肩凝症（五十肩）。
- 對哪些運動有幫助：
  武術、網球、羽毛球、壁球、划船、雙人（單人）獨木舟運動、游泳、板球、棒球、田徑投擲項目、摔角。

▶可以配合練習的其他拉筋操：編號019

跪姿式前臂拉筋操

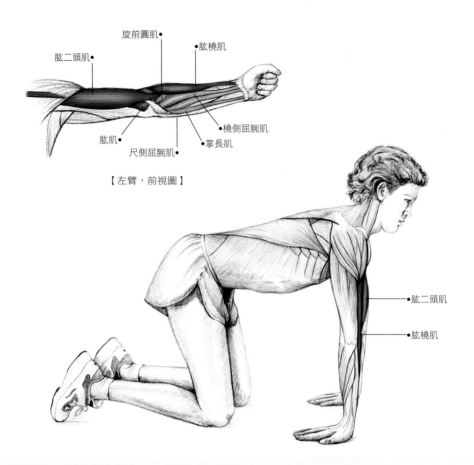

旋前圓肌
肱二頭肌
肱橈肌
肱肌
尺側屈腕肌
橈側屈腕肌
掌長肌

【左臂，前視圖】

肱二頭肌
肱橈肌

步驟

採四肢著地的跪姿，前臂朝前，手指朝後。然後慢慢地把身體往後移動。

拉到的肌群

• 主要肌群：肱二頭肌、肱肌、肱橈肌。
• 次要肌群：旋前圓肌、橈側屈腕肌、尺側屈腕肌、掌長肌。

動作訣竅

依個人肌肉緊繃部位的不同，有人可能會覺得前臂拉筋的強度最強，有人則會覺得是上臂。這個拉筋操比較容易的做法，是縮短手及膝蓋的距離。

•**有助於修復哪些肌肉問題：**
肱二頭肌腱斷裂、肱二頭肌腱炎、肱二頭肌拉傷、手肘拉傷、手肘脫臼、手肘滑囊炎、網球肘、高爾夫球肘、投手肘。

•**對哪些運動有幫助：**
籃球、籃網球、板球、棒球、壘球、冰上曲棍球、草地曲棍球、武術、網球、羽毛球、壁球、划船、雙人（單人）獨木舟運動、游泳、田徑投擲項目、排球、摔角。

▶可以配合練習的其他拉筋操：編號023

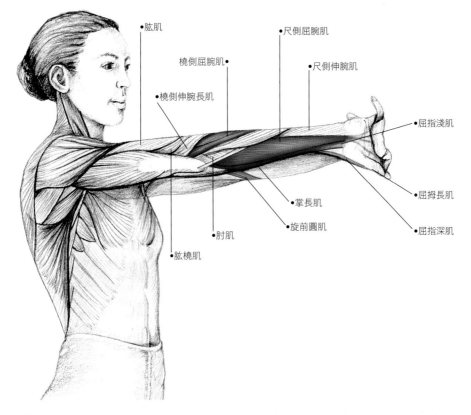

肱肌

橈側屈腕肌

橈側伸腕長肌

尺側屈腕肌

尺側伸腕肌

屈指淺肌

屈拇長肌

掌長肌

旋前圓肌

屈指深肌

肘肌

肱橈肌

▌步驟

十指於胸前交扣，伸直手臂，然後把手掌往外推。

▌拉到的肌群

• 主要肌群：旋前圓肌、橈側屈腕肌、尺側屈腕肌、掌長肌。
• 次要肌群：屈指淺肌、屈指深肌、屈拇長肌。

動作訣竅

前臂、手腕和手指由眾多的小肌肉、肌腱和韌帶組成。動作不要太猛太急，才不會過度伸展這些部位。

• 有助於修復哪些肌肉問題：

網球肘、高爾夫球肘、投手肘、手腕扭傷、手腕脫臼、手腕肌腱炎、腕隧道症候群、肘隧道症候群。

• 對哪些運動有幫助：

籃球、籃網球、板球、棒球、壘球、冰上曲棍球、草地曲棍球、武術、網球、羽毛球、壁球、划船、雙人（單人）獨木舟運動、游泳、田徑投擲項目、排球、摔角。

▶ 可以配合練習的其他拉筋操：編號024

手指下拉的前臂拉筋操

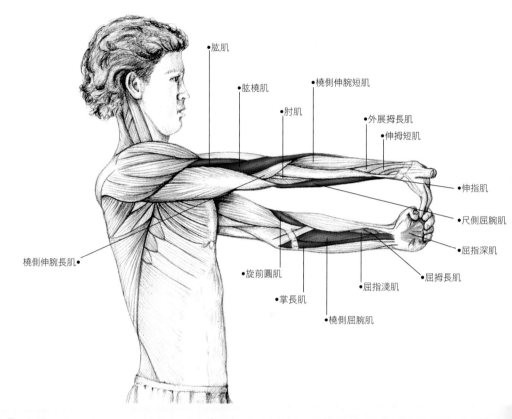

•肱肌

•肱橈肌

•橈側伸腕短肌

•肘肌

•外展拇長肌

•伸拇短肌

•伸指肌

•尺側屈腕肌

•屈指深肌

•屈拇長肌

橈側伸腕長肌•

•旋前圓肌

•屈指淺肌

•掌長肌

•橈側屈腕肌

步驟

一手抓住另一手（圖示為右手）的手指，將手掌外翻。伸直（右手）手臂，然後（左手）把手指往後拉。

拉到的肌群

• 主要肌群：肱肌、肱橈肌、旋前圓肌、橈側屈腕肌、尺側屈腕肌、掌長肌。
• 次要肌群：屈指淺肌、屈指深肌、屈拇長肌。

動作訣竅

前臂、手腕和手指由眾多的小肌肉、肌腱和韌帶組成。動作不要太急太猛，才不會過度伸展這些部位。

•有助於修復哪些肌肉問題：

網球肘、高爾夫球肘、投手肘、手腕扭傷、手腕脫臼、手腕肌腱炎、腕隧道症候群、肘隧道症候群。

•對哪些運動有幫助：

籃球、籃網球、板球、棒球、壘球、冰上曲棍球、草地曲棍球、武術、網球、羽毛球、壁球、划船、雙人（單人）獨木舟運動、游泳、田徑投擲項目、排球、摔角。

▶可以配合練習的其他拉筋操：編號022

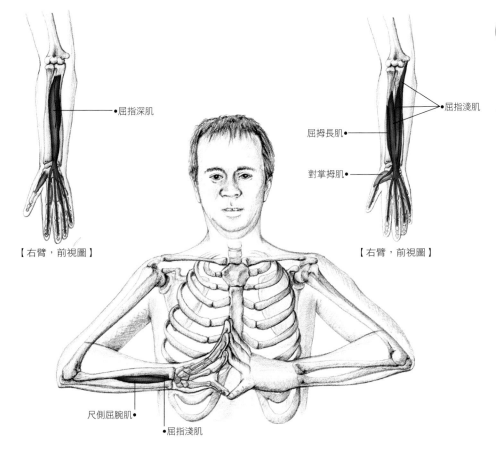

•屈指深肌

【右臂，前視圖】

屈指淺肌•

屈拇長肌•

對掌拇肌•

【右臂，前視圖】

尺側屈腕肌•

•屈指淺肌

步驟

十指指尖相對，雙掌互推。

拉到的肌群

• 主要肌群：屈指淺肌、屈指深肌、屈拇長肌。
• 次要肌群：對掌拇肌。

動作訣竅

前臂、手腕和手指由眾多的小肌肉、肌腱和韌帶組成。動作不要太急太猛，才不會過度伸展這些部位。

• 有助於修復哪些肌肉問題：
  網球肘、高爾夫球肘、投手肘、手腕扭傷、手腕脫臼、手腕肌腱炎、腕隧道症候群、肘隧道症候群。
• 對哪些運動有幫助：
  籃球、籃網球、板球、棒球、壘球、冰上曲棍球、草地曲棍球、武術、網球、羽毛球、壁球、划船、雙人（單人）獨木舟運動、游泳、田徑投擲項目、排球、摔角。

▶可以配合練習的其他拉筋操：編號024

手指朝下的手腕拉筋操

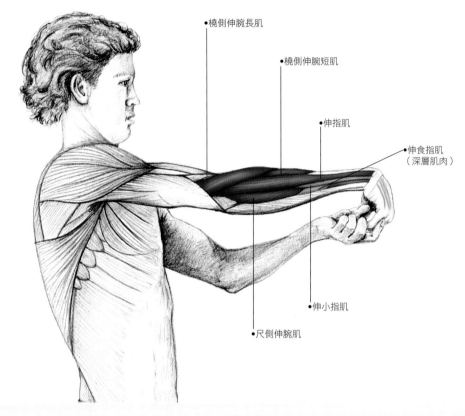

- •橈側伸腕長肌
- •橈側伸腕短肌
- •伸指肌
- •伸食指肌（深層肌肉）
- •伸小指肌
- •尺側伸腕肌

▌步驟

用一手抓住另一手（圖示為右手）的手指，同時伸直右手的手臂。再把手指往身體的方向拉。

▌拉到的肌群

- • 主要肌群：尺側伸腕肌、橈側伸腕長肌、橈側伸腕短肌、伸指肌。
- • 次要肌群：伸小指肌、伸食指肌。

動作訣竅

前臂、手腕和手指由眾多的小肌肉、肌腱和韌帶組成。動作不要太急太猛，才不會過度伸展這些部位。

> •有助於修復哪些肌肉問題：
> 網球肘、高爾夫球肘、投手肘、手腕扭傷、手腕脫臼、手腕肌腱炎、腕隧道症候群、肘隧道症候群。
> •對哪些運動有幫助：
> 籃球、籃網球、板球、棒球、壘球、冰上曲棍球、草地曲棍球、武術、網球、羽毛球、壁球、划船、雙人（單人）獨木舟運動、游泳、田徑投擲項目、排球、摔角。

▶可以配合練習的其他拉筋操：編號027

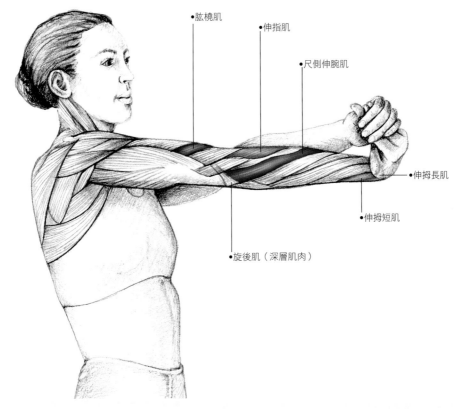

肱橈肌

伸指肌

尺側伸腕肌

伸拇長肌

伸拇短肌

旋後肌（深層肌肉）

步驟

一手（圖示為右手）的手臂伸直與地面平行，把手腕轉往下後再往外翻轉，然後用另一隻手（左手）幫助手腕進一步往上翻轉。

拉到的肌群

• 主要肌群：肱橈肌、尺側伸腕肌、旋後肌。
• 次要肌群：伸指肌、伸拇長肌、伸拇短肌。

動作訣竅

前臂、手腕和手指由眾多的小肌肉、肌腱和韌帶組成。動作不要太急太猛，才不會過度伸展這些部位。

• 有助於修復哪些肌肉問題：
  網球肘、高爾夫球肘、投手肘、手腕扭傷、手腕脫臼、手腕肌腱炎、腕隧道症候群、肘隧道症候群。
• 對哪些運動有幫助：
  籃球、籃網球、板球、棒球、壘球、冰上曲棍球、草地曲棍球、武術、網球、羽毛球、壁球、划船、雙人（單人）獨木舟運動、游泳、田徑投擲項目、排球、摔角。

▶可以配合練習的其他拉筋操：編號026

Spinalis capitis

Semispinalis capitis

Longissimus capitis

Semispinalis
cervicis

Longissimus capitis

Levator scapula

Semispinalis

Semispir

Longissimu
cervicis

Long
cervi

Spinalis
thoracis

Rh
m

Splenius capitis

terior view.

Splenius cervicis

R
m

Sp
tho

| 第八章 |

腹部的拉筋操

雙肘撐地的腹部拉筋操

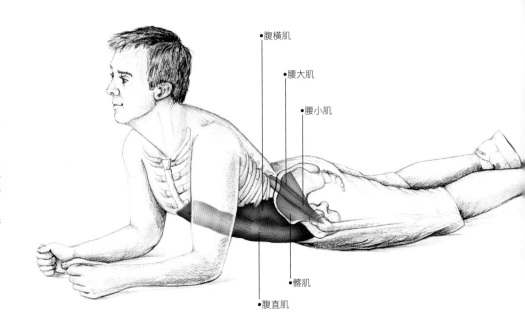

●腹橫肌

●腰大肌

●腰小肌

●髂肌

●腹直肌

▌步驟

臉朝下趴臥，把雙手拉近肩膀。髖部平貼地面，用手肘撐起上半身，眼睛看前方。

▌拉到的肌群

- 主要肌群：腹橫肌、腹直肌。
- 次要肌群：腰大肌、腰小肌、髂肌。

動作訣竅

上班族和司機等長時間坐著的人，胸腹部的肌肉可能會非常緊繃及僵硬。第一次做這個拉筋操時要小心，每做兩次都要充分休息。

● 有助於修復哪些肌肉問題：
腹部肌肉拉傷。

● 對哪些運動有幫助：
籃球、籃網球、板球、棒球、壘球、拳擊、高爾夫球、健行、隔宿健行、登山、定向越野運動、冰上曲棍球、草地曲棍球、溜冰、溜滑輪、溜直排輪、武術、划船、雙人（單人）獨木舟運動、賽跑、徑賽項目、越野賽跑、美式足球、足球、橄欖球、滑雪、滑水、衝浪、健走、競走、摔角。

▶ 可以配合練習的其他拉筋操：編號030

抬起上身的腹部拉筋操

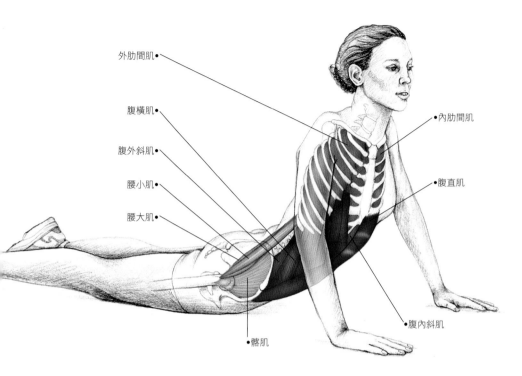

外肋間肌

腹橫肌

腹外斜肌

腰小肌

腰大肌

內肋間肌

腹直肌

腹內斜肌

髂肌

步驟

臉朝下趴臥，雙手拉近肩膀。髖部平貼在地面，伸直雙臂撐起上半身，眼睛看著前方。

拉到的肌群

- 主要肌群：外肋間肌、內肋間肌、腹外斜肌、腹內斜肌、腹橫肌、腹直肌。
- 次要肌群：腰大肌、腰小肌、髂肌。

動作訣竅

上班族和司機等長時間坐著的人，胸腹部的肌肉可能會非常緊繃及僵硬。第一次做這個拉筋操時要小心，每做兩次都要充分休息。

- 有助於修復哪些肌肉問題：

  腹部肌肉拉傷、髖屈肌拉傷、髂腰肌肌腱炎。

- 對哪些運動有幫助：

  籃球、籃網球、板球、棒球、壘球、拳擊、高爾夫球、健行、隔宿健行、登山、定向越野運動、冰上曲棍球、草地曲棍球、溜冰、溜滑輪、溜直排輪、武術、划船、雙人（單人）獨木舟運動、賽跑、田徑運動、越野賽跑、美式足球、足球、橄欖球、滑雪、滑水、衝浪、健走、競走、摔角。

▶ 可以配合練習的其他拉筋操：編號030

轉身式腹部拉筋操

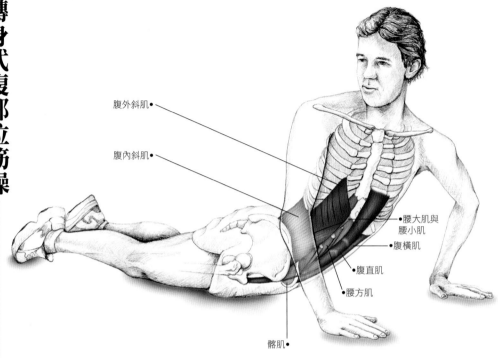

腹外斜肌•
腹內斜肌•
•腰大肌與腰小肌
•腹橫肌
•腹直肌
腰方肌
髂肌•

步驟

臉朝下趴臥，雙手拉近肩膀。髖部平貼在地面，伸直雙臂撐起上半身，眼睛看著前方。然後彎曲一手的手臂，將同側的肩膀轉向地面。

拉到的肌群

• 主要肌群：腹外斜肌、腹內斜肌、腹橫肌、腹直肌。
• 次要肌群：腰方肌、腰大肌、腰小肌、髂肌。

動作訣竅

上班族和司機等長時間坐著的人，胸腹部的肌肉可能會非常緊繃及僵硬。第一次做這個拉筋操時要小心，每做兩次都要充分休息。

•有助於修復哪些肌肉問題：
腹部肌肉拉傷、髖屈肌拉傷、髂腰肌肌腱炎。

•對哪些運動有幫助：
籃球、籃網球、板球、棒球、壘球、拳擊、高爾夫球、健行、隔宿健行、登山、定向越野運動、冰上曲棍球、草地曲棍球、溜冰、溜滑輪、溜直排輪、武術、划船、雙人（單人）獨木舟運動、賽跑、田徑運動、越野賽跑、美式足球、足球、橄欖球、滑雪、滑水、衝浪、健走、競走、摔角。

▶可以配合練習的其他拉筋操：編號031

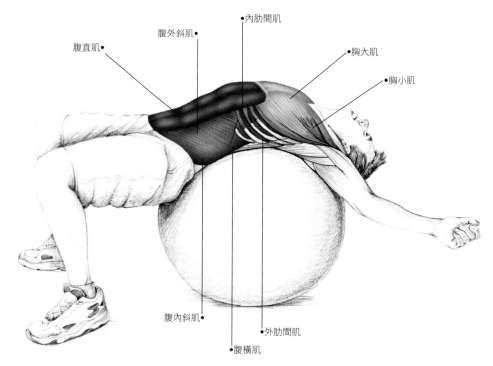

內肋間肌

腹外斜肌●

腹直肌●

●胸大肌

●胸小肌

腹內斜肌●

●外肋間肌

●腹橫肌

📗 步驟

坐在抗力球（Swiss ball）上，慢慢把球往前滑，同時把背往後仰，讓肩部和背部貼在球上，並且張開雙臂。

📗 拉到的肌群

- 主要肌群：外肋間肌、內肋間肌、腹外斜肌、腹內斜肌、腹橫肌、腹直肌。
- 次要肌群：胸大肌、胸小肌。

動作訣竅

上班族和司機等長時間坐著的人，胸腹部的肌肉可能會非常緊繃及僵硬。第一次做這個拉筋操時要小心，每做兩次都要充分休息。

• 有助於修復哪些肌肉問題：

腹部肌肉拉傷、胸部肌肉拉傷、胸部肌肉止端發炎。

• 對哪些運動有幫助：

籃球、籃網球、板球、棒球、壘球、拳擊、高爾夫球、健行、隔宿健行、登山、定向越野運動、冰上曲棍球、草地曲棍球、溜冰、溜滑輪、溜直排輪、武術、划船、雙人（單人）獨木舟運動、賽跑、田徑運動、越野賽跑、美式足球、足球、橄欖球、滑雪、滑水、衝浪、健走、競走、摔角。

▶ 可以配合練習的其他拉筋操：編號029

| 第九章 |

背部和脅部的拉筋操

延
展
上
背
部
的
拉
筋
操

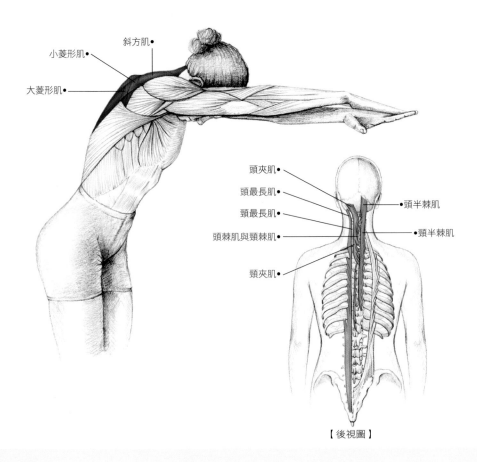

斜方肌
小菱形肌
大菱形肌

頭夾肌
頭最長肌
頸最長肌
頭棘肌與頸棘肌
頸夾肌

頭半棘肌
頸半棘肌

【後視圖】

▎步驟

採站姿,雙臂往前伸出並交叉。盡量把手往前延伸,同時把頭低下。

▎拉到的肌群

• 主要肌群:斜方肌、菱形肌。

• 次要肌群:頭半棘肌、頸半棘肌、頭棘肌、頸棘肌、頭最長肌、頸最長肌、頭夾肌、頸夾肌。

動作訣竅

把注意力放在往前延伸的雙手上,不要聳肩。

•有助於修復哪些肌肉問題:
頸部肌肉拉傷、頸部揮鞭樣損傷(頸椎屈曲/伸展損傷)、頸椎神經牽拉症、急性斜頸、上背部肌肉拉傷、上背部韌帶扭傷。

•對哪些運動有幫助:
射箭、拳擊、自行車、高爾夫球、網球、羽毛球、壁球、划船、雙人(單人)獨木舟運動、滑雪、滑水、游泳。

▶可以配合練習的其他拉筋操:編號035

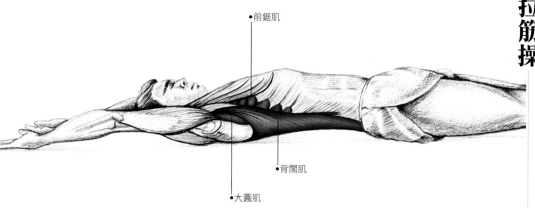

前鋸肌

背闊肌

大圓肌

步驟

仰躺，雙臂往頭部上方伸直。腳趾朝天，然後盡可能拉長身體。

拉到的肌群

- 主要肌群：前鋸肌、背闊肌。
- 次要肌群：大圓肌。

動作訣竅

1.把注意力放在延展的雙腳上。
2.腳跟要往前推而不是用腳趾推。

- 有助於修復哪些肌肉問題：

  背部肌肉拉傷、背部韌帶扭傷。

- 對哪些運動有幫助：

  籃球、籃網球、游泳、排球。

▶ 可以配合練習的其他拉筋操：編號034

手臂上拉的背部拉筋操

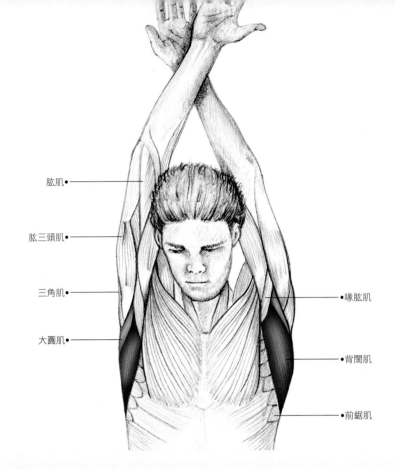

肱肌●
肱三頭肌●
三角肌●
大圓肌●

●喙肱肌
●背闊肌
●前鋸肌

▎**步驟**

採站姿，雙臂往頭上方伸直並交叉，盡量往上延展。

▎**拉到的肌群**

• 主要肌群：背闊肌。
• 次要肌群：大圓肌。

動作訣竅

頭往前傾，手臂挺直往上延展時，才不會碰到頭。

•**有助於修復哪些肌肉問題：**

頸部肌肉拉傷、頸部揮鞭樣損傷（頸椎屈曲／伸展損傷）、頸椎神經牽拉症、急性斜頸、上背部肌肉拉傷、上背部韌帶扭傷。

•**對哪些運動有幫助：**

籃球、籃網球、游泳、排球。

▶可以配合練習的其他拉筋操：編號033

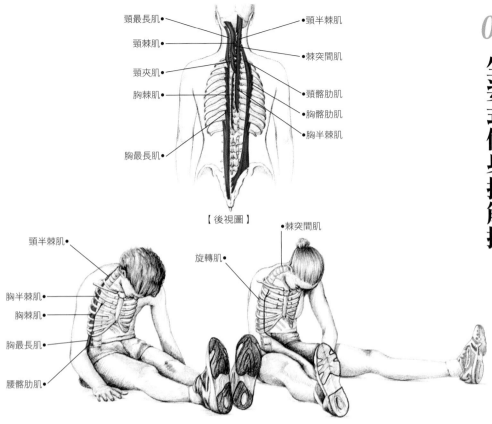

【後視圖】

標籤（左上）	標籤（右上）
頸最長肌	頸半棘肌
頸棘肌	棘突間肌
頸夾肌	
胸棘肌	頸髂肋肌
	胸髂肋肌
	胸半棘肌
胸最長肌	

頸半棘肌

棘突間肌

旋轉肌

胸半棘肌

胸棘肌

胸最長肌

腰髂肋肌

步驟

採坐姿，雙腿併攏或打開四十五度。腳趾朝天，雙臂垂放在身體兩側或放在大腿上。放鬆背部和頸部，讓頭部和胸部往前垂下。

拉到的肌群

• 主要肌群：頸半棘肌、胸半棘肌、頸棘肌、胸棘肌、頸最長肌、胸最長肌、頸夾肌、頸髂肋肌、胸髂肋肌。
• 次要肌群：棘突間肌、旋轉肌。

動作訣竅

因為每個人身體的緊繃部位不同，做這個拉筋操時拉伸感最明顯的部位也會隨著不同。有些人會覺得頸部和上背部的伸展強度最強，有些人則會覺得是在下背部和後腿肌肉。想知道自己身體哪個部位的柔軟度有待加強，這個拉筋操是很好的一個指標。

•有助於修復哪些肌肉問題：
頸部肌肉拉傷、頸部揮鞭樣損傷（頸椎屈曲／伸展損傷）、頸椎神經牽拉症、急性斜頸、背部肌肉拉傷、背部韌帶扭傷。
•對哪些運動有幫助：
板球、棒球、壘球、美式足球、橄欖球、自行車、健行、隔宿健行、登山、定向越野運動、冰上曲棍球、草地曲棍球、網球、羽毛球、壁球、划船、雙人（單人）獨木舟運動、游泳。

▶ 可以配合練習的其他拉筋操：編號032   85

坐姿式側向拉筋操

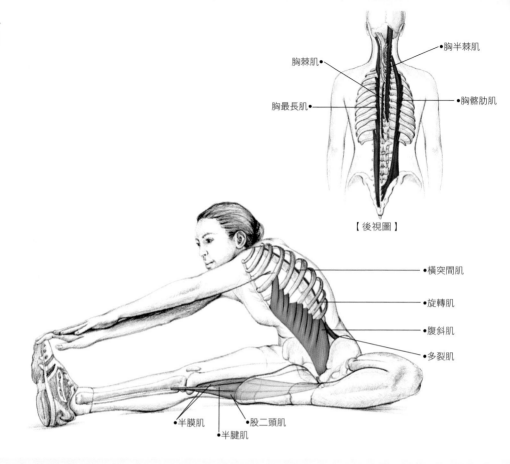

胸棘肌●
●胸半棘肌
胸最長肌●
●胸髂肋肌

【後視圖】

●橫突間肌
●旋轉肌
●腹斜肌
●多裂肌

●半膜肌　●股二頭肌
●半腱肌

步驟

採坐姿，一腳（圖示為右腳）往側邊伸直，腳趾朝天。另一腳（左腳）頂住右腳的膝蓋處，頭部前傾。然後雙手朝向右腳的腳趾外側盡量伸展。

拉到的肌群

- 主要肌群：胸半棘肌、胸棘肌、胸最長肌、胸髂肋肌、腰髂肋肌、橫突間肌、旋轉肌、多裂肌。
- 次要肌群：腹斜肌、半膜肌、半腱肌、股二頭肌。

動作訣竅

要是手碰不到腳趾，也沒有關係。只要把雙手往腳趾外側的方向盡量伸展即可。

●有助於修復哪些肌肉問題：

頸部肌肉拉傷、頸部揮鞭樣損傷（頸椎屈曲／伸展損傷）、頸椎神經牽拉症、急性斜頸、上背部肌肉拉傷、上背部韌帶扭傷。

●對哪些運動有幫助：

板球、棒球、壘球、拳擊、美式足球、橄欖球、自行車、高爾夫球、健行、隔宿健行、登山、定向越野運動、冰上曲棍球、草地曲棍球、網球、羽毛球、壁球、划船、雙人（單人）獨木舟運動、游泳、賽跑、健走、競走。

▶可以配合練習的其他拉筋操：編號049

抬單膝至胸部的站姿拉筋操

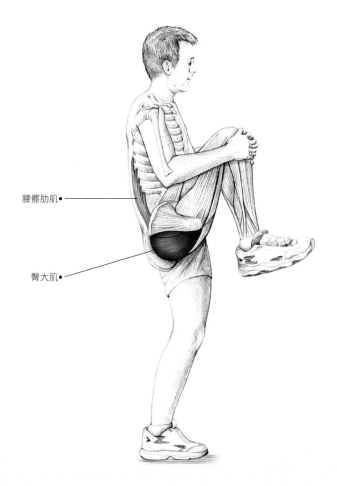

腰髂肋肌●

臀大肌●

▍步驟
採站姿，雙手抱單膝至胸部。

▍拉到的肌群
• 主要肌群：臀大肌。
• 次要肌群：腰髂肋肌。

動作訣竅
1.做這個拉筋操時，身體要保持良好的平衡。
2.若是做不到，可以背靠在某個穩固的東西上，防止摔倒。

●有助於修復哪些肌肉問題：
下背部肌肉拉傷、下背部韌帶扭傷、腿後肌拉傷。
●對哪些運動有幫助：
籃球、籃網球、自行車、健行、隔宿健行、登山、定向越野運動、冰上曲
棍球、草地曲棍球、溜冰、溜滑輪、溜直排輪、武術、賽跑、田徑、越野
賽跑、美式足球、足球、橄欖球、滑雪、滑水、衝浪、健走、競走。

▶可以配合練習的其他拉筋操：編號038

抬單膝至胸部的仰躺式拉筋操

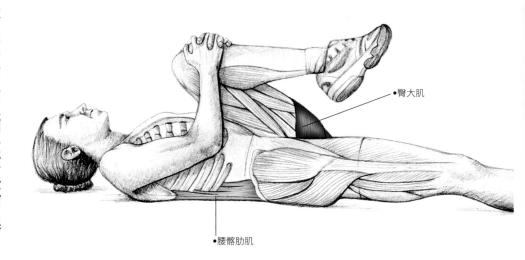

•臀大肌

•腰髂肋肌

▌ 步驟

仰躺，一腳平放在地板上，再將另一腳的膝蓋抱至胸前。

▌ 拉到的肌群

• 主要肌群：臀大肌。
• 次要肌群：腰髂肋肌。

動作訣竅

背部、頭部和頸部要放鬆平貼地面，頭不要抬離地面。

•有助於修復哪些肌肉問題：
　下背部肌肉拉傷、下背部韌帶扭傷、腿後肌拉傷。
•對哪些運動有幫助：
　籃球、籃網球、自行車、健行、隔宿健行、登山、定向越野運動、冰上曲
　棍球、草地曲棍球、溜冰、溜滑輪、溜直排輪、武術、賽跑、田徑、越野
　賽跑、美式足球、足球、橄欖球、滑雪、滑水、衝浪、健走、競走。

▶可以配合練習的其他拉筋操：編號039

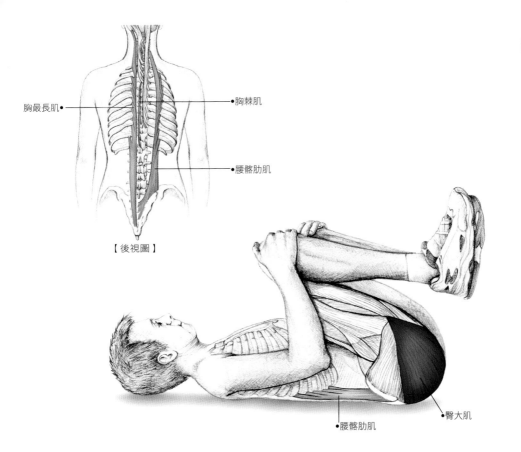

胸最長肌

胸棘肌

腰髂肋肌

【後視圖】

腰髂肋肌

臀大肌

步驟
仰躺，雙手把雙膝抱至胸前。

拉到的肌群
• 主要肌群：臀大肌
• 次要肌群：腰髂肋肌、胸棘肌、胸最長肌。

動作訣竅
1.背部、頭部和頸部要放鬆地平貼地面。
2.頭不要抬離地面。

•有助於修復哪些肌肉問題：
下背部肌肉拉傷、下背部韌帶扭傷、腿後肌拉傷。

•對哪些運動有幫助：
籃球、籃網球、自行車、健行、隔宿健行、登山、定向越野運動、冰上曲棍球、草地曲棍球、溜冰、溜滑輪、溜直排輪、武術、賽跑、田徑、越野賽跑、美式足球、足球、橄欖球、滑雪、滑水、衝浪、健走、競走。

▶可以配合練習的其他拉筋操：編號037

延伸背部的跪姿拉筋操

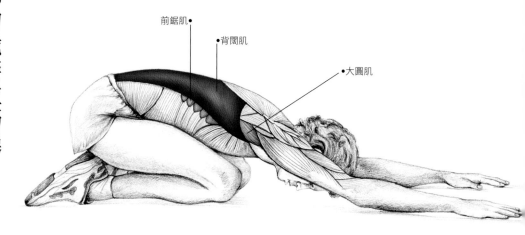

前鋸肌●
●背闊肌
●大圓肌

▌步驟

跪地往前趴著，雙手往前伸出。頭部往前傾，同時把臀部往腳的方向下壓。

▌拉到的肌群

- 主要肌群：背闊肌。
- 次要肌群：大圓肌、前鋸肌。

動作訣竅

1.做這個拉筋操時，用手指來帶動手臂往前伸展。
2.臀部不要抬起。

●有助於修復哪些肌肉問題：
下背部肌肉拉傷、下背部韌帶扭傷。
●對哪些運動有幫助：
籃球、籃網球、游泳、排球。

▶可以配合練習的其他拉筋操：編號033

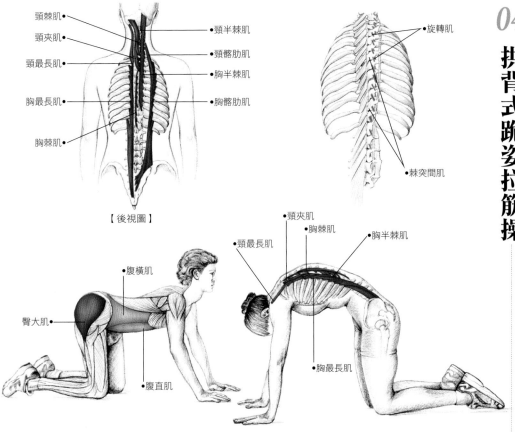

【後視圖】

頸棘肌　頸夾肌　頸最長肌　胸最長肌　胸棘肌

頸半棘肌　頸髂肋肌　胸半棘肌　胸髂肋肌

旋轉肌　棘突間肌

腹橫肌　臀大肌　腹直肌

頸夾肌　胸棘肌　胸半棘肌　頸最長肌　胸最長肌

步驟

採四肢著地的跪姿。抬起頭部讓背部往下塌，然後低垂著頭、拱起背部。

拉到的肌群

（塌背）• 主要肌群：臀大肌。　• 次要肌群：腹橫肌、腹直肌。
（拱背）• 主要肌群：頸半棘肌、胸半棘肌、頸棘肌、胸棘肌、頸最長肌、胸最長肌、頸夾肌、頸髂肋肌、胸髂肋肌。　• 次要肌群：棘突間肌、旋轉肌。

動作訣竅

做這個拉筋操，動作要緩慢謹慎，並讓重心平均落在雙膝和雙手上。

• 有助於修復哪些肌肉問題：
頸部肌肉拉傷、頸部揮鞭樣損傷（頸椎屈曲／伸展損傷）、頸椎神經牽拉症、急性斜頸、背部肌肉拉傷、背部韌帶扭傷。

• 對哪些運動有幫助：
板球、棒球、壘球、自行車、高爾夫球、健行、隔宿健行、登山、定向越野運動、冰上曲棍球、草地曲棍球、網球、羽毛球、壁球、划船、雙人（單人）獨木舟運動、游泳、賽跑、徑賽項目、越野賽跑、美式足球、足球、橄欖球、健走、競走。

▶ 可以配合練習的其他拉筋操：編號031、035

拱背式跪姿拉筋操

轉背式跪姿拉筋操

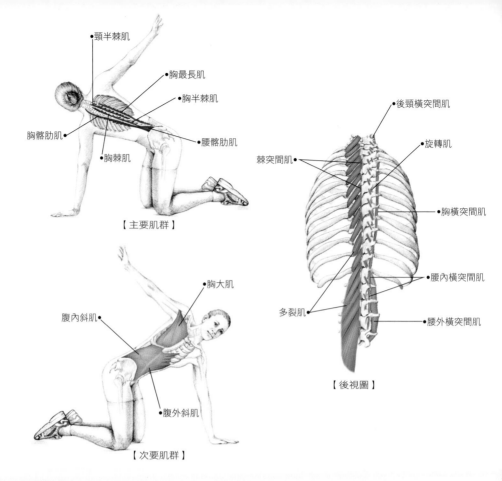

●頸半棘肌
●胸最長肌
●胸半棘肌
胸髂肋肌●
●腰髂肋肌
●胸棘肌
【主要肌群】

●後頸橫突間肌
●旋轉肌
棘突間肌●
●胸橫突間肌
多裂肌●
●腰內橫突間肌
●腰外橫突間肌
【後視圖】

腹內斜肌●
●胸大肌
●腹外斜肌
【次要肌群】

步驟

採四肢著地跪姿，抬起一隻手臂。然後旋轉肩部和中背部，同時眼睛往上看。

拉到的肌群

- 主要肌群：胸半棘肌、胸棘肌、胸最長肌、胸髂肋肌、腰髂肋肌、多裂肌、旋轉肌、橫突間肌、棘突間肌。
- 次要肌群：腹外斜肌、腹內斜肌、胸大肌。

動作訣竅

手臂要往上伸直，眼睛要追隨抬起的手。這樣做，有助於將這個拉筋動作延伸到頸部肌肉。

●有助於修復哪些肌肉問題：

背部肌肉拉傷、背部韌帶扭傷、腹斜肌拉傷。

●對哪些運動有幫助：

射箭、籃球、籃網球、板球、棒球、壘球、拳擊、自行車、高爾夫球、健行、隔宿健行、登山、定向越野運動、冰上曲棍球、草地曲棍球、溜冰、溜滑輪、溜直排輪、武術、網球、羽毛球、壁球、划船、雙人（單人）獨木舟運動、賽跑、徑賽項目、越野賽跑、美式足球、足球、橄欖球、滑雪、滑水、衝浪、游泳、田賽項目、健走、競走、摔角。

▶ 可以配合練習的其他拉筋操：編號043

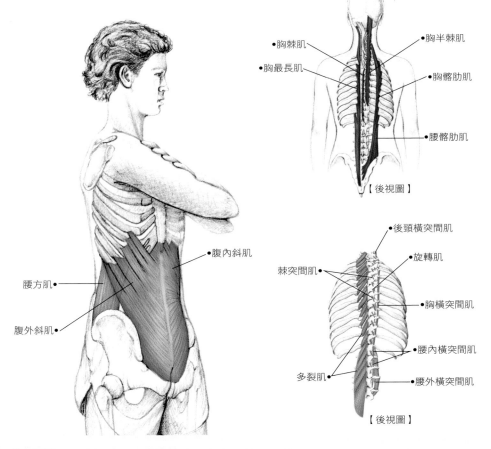

胸棘肌
胸最長肌
胸半棘肌
胸髂肋肌
腰髂肋肌
【後視圖】

後頸橫突間肌
棘突間肌
旋轉肌
胸橫突間肌
腰內橫突間肌
多裂肌
腰外橫突間肌
【後視圖】

腹內斜肌
腰方肌
腹外斜肌

轉背式站姿拉筋操

步驟

採站姿，雙腳打開與肩同寬，雙手抱胸，背部和肩膀保持平直。慢慢把肩膀轉向側邊。

拉到的肌群

• 主要肌群：胸半棘肌、胸棘肌、胸最長肌、胸髂肋肌、腰髂肋肌、多裂肌、旋轉肌、橫突間肌、棘突間肌。

• 次要肌群：腰方肌、腹外斜肌、腹內斜肌。

動作訣竅

用手幫助轉動上半身，可讓這個拉筋操做得更深入。

• 有助於修復哪些肌肉問題：
背部肌肉拉傷、背部韌帶扭傷、腹斜肌拉傷。

• 對哪些運動有幫助：
射箭、籃球、籃網球、板球、棒球、壘球、拳擊、美式足球、橄欖球、自行車、高爾夫球、健行、隔宿健行、登山、定向越野運動、冰上曲棍球、草地曲棍球、溜冰、溜滑輪、溜直排輪、武術、網球、羽毛球、壁球、划船、雙人（單人）獨木舟運動、滑水、衝浪、游泳、賽跑、徑賽項目、越野賽跑、足球、滑雪、田賽項目、健走、競走、摔角。

▶ 可以配合練習的其他拉筋操：編號045

手臂上拉的站姿轉背拉筋操

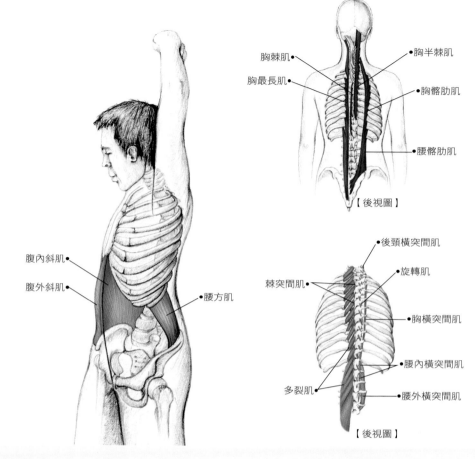

胸棘肌
胸半棘肌
胸最長肌
胸髂肋肌
腰髂肋肌
【後視圖】

後頸橫突間肌
旋轉肌
棘突間肌
胸橫突間肌
腰內橫突間肌
多裂肌
腰外橫突間肌
【後視圖】

腹內斜肌
腹外斜肌
腰方肌

▌步驟

採站姿，雙腳打開與肩同寬，雙臂抬到頭部上方，背部和肩膀要挺直不能彎。慢慢把肩膀轉向側邊。

▌拉到的肌群

• 主要肌群：胸半棘肌、胸棘肌、胸最長肌、胸髂肋肌、腰髂肋肌、多裂肌、旋轉肌、橫突間肌、棘突間肌。

• 次要肌群：腰方肌、腹外斜肌、腹內斜肌。

動作訣竅

上半身可以略微後傾，以拉強鍛鍊腹斜肌。下背疼痛的人不宜做這個拉筋動作。

• 有助於修復哪些肌肉問題：背部肌肉拉傷、背部韌帶扭傷、腹斜肌拉傷。
• 對哪些運動有幫助：
射箭、籃球、籃網球、板球、棒球、壘球、拳擊、美式足球、橄欖球、自行車、高爾夫球、健行、隔宿健行、登山、定向越野運動、冰上曲棍球、草地曲棍球、溜冰、溜滑輪、溜直排輪、武術、網球、羽毛球、壁球、划船、雙人（單人）獨木舟運動、賽跑、徑賽項目、越野賽跑、滑雪、滑水、衝浪、游泳、田賽項目、健走、競走、摔角。

▶可以配合練習的其他拉筋操：編號042

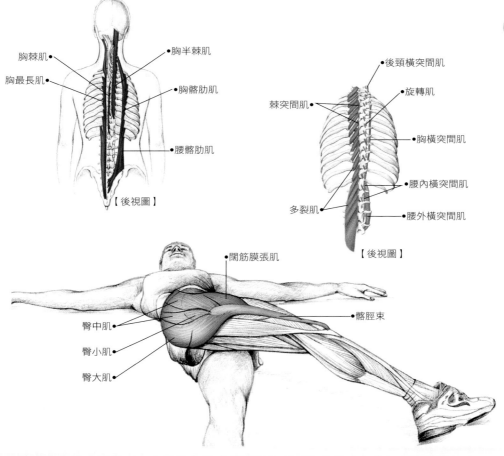

胸棘肌
胸最長肌
胸半棘肌
胸髂肋肌
腰髂肋肌
【後視圖】

棘突間肌
後頸橫突間肌
旋轉肌
胸橫突間肌
腰內橫突間肌
多裂肌
腰外橫突間肌
【後視圖】

闊筋膜張肌
臀中肌
臀小肌
臀大肌
髂脛束

▋ 步驟

仰躺，雙臂打開平放在身體兩側。一腿跨向另一腿，讓背部和髖部隨著移動的腿旋轉。

▋ 拉到的肌群

• 主要肌群：胸半棘肌、胸棘肌、胸最長肌、胸髂肋肌、腰髂肋肌、多裂肌、旋轉肌、橫突間肌、棘突間肌。
• 次要肌群：臀大肌、臀中肌、臀小肌、闊筋膜張肌。

▋ 動作訣竅

做這個拉筋操時，雙肩要平貼地面，不能抬起。不要用力將腿甩到對側，而是要靠腿的重量來引導身體伸展。

> •有助於修復哪些肌肉問題：
> 下背部肌肉拉傷、下背部韌帶扭傷、髂脛束症候群。
>
> •對哪些運動有幫助：
> 自行車、健行、隔宿健行、登山、定向越野運動、冰上曲棍球、草地曲棍球、溜冰、溜滑輪、溜直排輪、武術、賽跑、徑賽項目、越野賽跑、美式足球、足球、橄欖球、滑雪、滑水、衝浪、健走、競走、摔角。

▶ 可以配合練習的其他拉筋操：編號046

仰躺式轉膝拉筋操

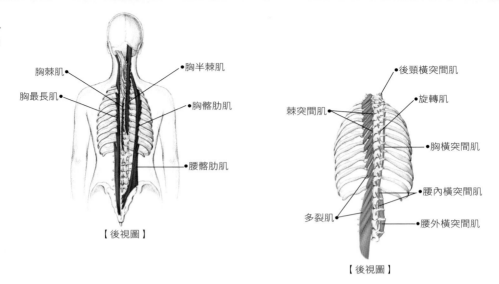

【後視圖】

【後視圖】

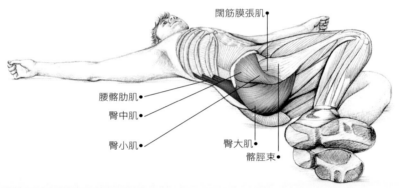

闊筋膜張肌

腰髂肋肌

臀中肌

臀小肌

臀大肌

髂脛束

步驟

仰躺，雙膝併攏並略微抬離地面。雙臂打開平放在身體兩側，接著讓背部和髖部隨著移動的膝蓋旋轉。

拉到的肌群

• 主要肌群：胸半棘肌、胸棘肌、胸最長肌、胸髂肋肌、腰髂肋肌、多裂肌、旋轉肌、橫突間肌、棘突間肌。
• 次要肌群：臀大肌、臀中肌、臀小肌。

動作訣竅

做這個拉筋操時，雙肩要平貼地面，不要抬起。不要用力將腿甩到對側，而是要靠腿的重量來引導身體伸展。

• 有助於修復哪些肌肉問題：
下背部肌肉拉傷、下背部韌帶扭傷、髂脛束症候群。

• 對哪些運動有幫助：
自行車、健行、隔宿健行、登山、定向越野運動、冰上曲棍球、草地曲棍球、溜冰、溜滑輪、溜直排輪、武術、賽跑、徑賽項目、越野賽跑、美式足球、足球、橄欖球、滑雪、滑水、衝浪、健走、競走、摔角。

▶可以配合練習的其他拉筋操：編號043

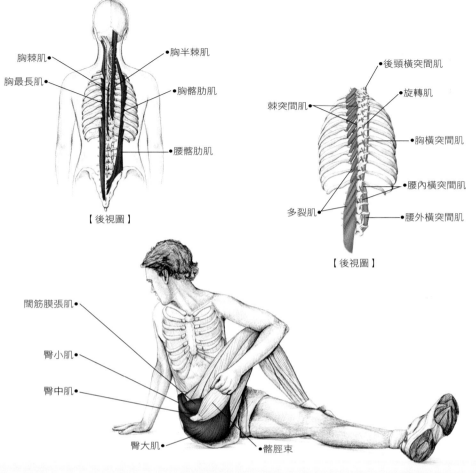

胸棘肌
胸半棘肌
胸最長肌
胸髂肋肌
腰髂肋肌
【後視圖】

後頸橫突間肌
旋轉肌
棘突間肌
胸橫突間肌
腰內橫突間肌
腰外橫突間肌
多裂肌
【後視圖】

闊筋膜張肌
臀小肌
臀中肌
臀大肌
髂脛束

步驟

採坐姿，一腳（圖示為左腳）平放，另一腳（右腳）跨過左腳的膝蓋。然後左手臂勾住拱起的膝蓋，幫助旋轉肩膀和背部。

拉到的肌群

• 主要肌群：臀大肌、臀中肌、臀小肌、闊筋膜張肌。
• 次要肌群：胸半棘肌、胸棘肌、胸最長肌、胸髂肋肌、腰髂肋肌、多裂肌、旋轉肌、橫突間肌、棘突間肌。

動作訣竅

1.全程中，髖部一直要朝向正前方。
2.把注意力放在旋轉下背部的動作。

•有助於修復哪些肌肉問題：
下背部肌肉拉傷、下背部韌帶扭傷、腹斜肌拉傷、髂脛束症候群。

•對哪些運動有幫助：
自行車、健行、隔宿健行、登山、定向越野運動、冰上曲棍球、草地曲棍球、溜冰、溜滑輪、溜直排輪、武術、賽跑、徑賽項目、越野賽跑、美式足球、足球、橄欖球、滑雪、滑水、健走、競走、摔角。

▶可以配合練習的其他拉筋操：編號045

伸手觸踝的跪姿拉筋操

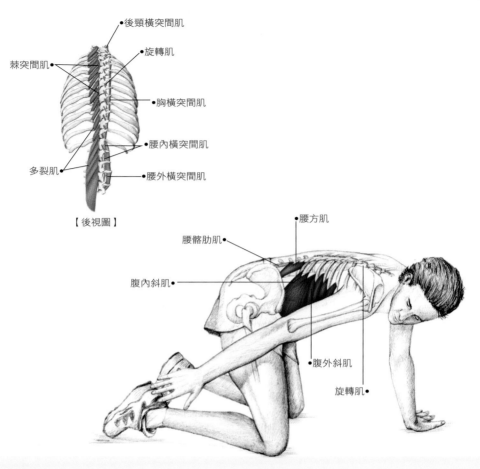

後頸橫突間肌
旋轉肌
棘突間肌
胸橫突間肌
腰內橫突間肌
多裂肌
腰外橫突間肌

【後視圖】

腰方肌
腰髂肋肌
腹內斜肌
腹外斜肌
旋轉肌

▌步驟

採四肢著地跪姿，然後一手伸向腳踝方向。背部要保持與地面平行。

▌拉到的肌群

- 主要肌群：腰方肌、腹外斜肌、腹內斜肌。
- 次要肌群：腰髂肋肌、橫突間肌、旋轉肌、多裂肌。

動作訣竅

1. 全程中，大腿要與地面保持垂直，背部要平直，並與地面平行。
2. 身體重心要平均落在雙膝和雙手上。

- 有助於修復哪些肌肉問題：

  下背部肌肉拉傷、下背部韌帶扭傷、腹斜肌拉傷。

- 對哪些運動有幫助：

  板球、棒球、壘球、拳擊、美式足球、橄欖球、健行、隔宿健行、登山、定向越野運動、冰上曲棍球、草地曲棍球、武術、划船、雙人（單人）獨木舟運動、衝浪、摔角。

▶ 可以配合練習的其他拉筋操：編號050

站姿式側邊拉筋操

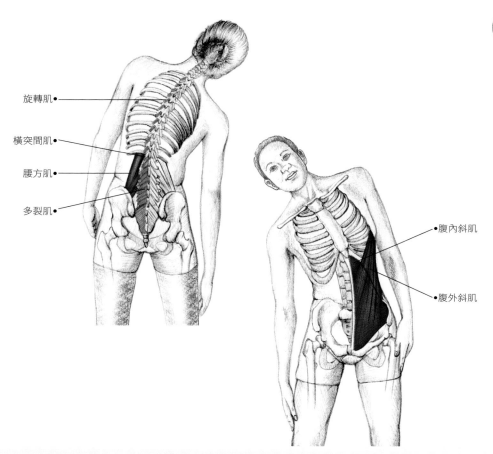

旋轉肌●

橫突間肌●

腰方肌●

多裂肌●

●腹內斜肌

●腹外斜肌

▌步驟

採站姿，雙腳打開與肩同寬。身體要站直，然後慢慢將上半身彎向左邊或右邊。
手要緊貼在腿上，隨著側彎動作往下滑動，但注意身體不要前傾。

▌拉到的肌群

• 主要肌群：腰方肌、腹外斜肌、腹內斜肌。
• 次要肌群：腰髂肋肌、橫突間肌、旋轉肌、多裂肌。

動作訣竅

上半身不要前傾或後仰，把注意力放在保持上半身的平直。

•有助於修復哪些肌肉問題：
下背部肌肉拉傷、下背部韌帶扭傷、腹斜肌拉傷。

•對哪些運動有幫助：
板球、棒球、壘球、拳擊、美式足球、橄欖球、健行、隔宿健行、登山、
定向越野運動、冰上曲棍球、草地曲棍球、武術、划船、雙人（單人）獨
木舟運動、衝浪、摔角。

▶可以配合練習的其他拉筋操：編號050

坐姿式側邊拉筋操

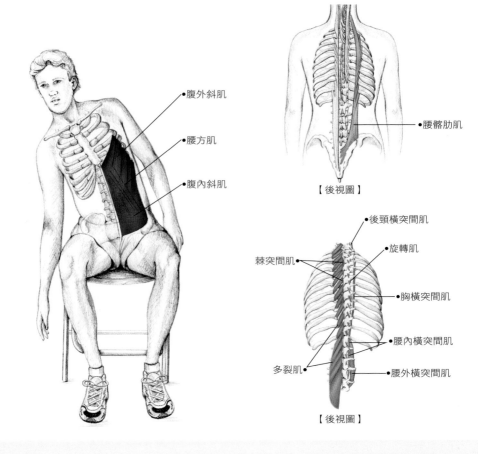

腹外斜肌

腰方肌

腹內斜肌

腰髂肋肌

【後視圖】

後頸橫突間肌

旋轉肌

棘突間肌

胸橫突間肌

腰內橫突間肌

多裂肌

腰外橫突間肌

【後視圖】

步驟

坐在椅子上，雙腳平放地面。目視前方，上半身坐直。慢慢地把上半身彎向左邊或右邊，同時將手伸向地面。身體不要前傾。

拉到的肌群

• 主要肌群：腰方肌、腹外斜肌、腹內斜肌。
• 次要肌群：腰髂肋肌、橫突間肌、旋轉肌、多裂肌。

動作訣竅

做這個拉筋操時，上半身不要前傾或後仰，並把注意力放在保持上半身平直。

• 有助於修復哪些肌肉問題：
下背部肌肉拉傷、下背部韌帶扭傷、腹斜肌拉傷。

• 對哪些運動有幫助：
板球、棒球、壘球、拳擊、美式足球、橄欖球、健行、隔宿健行、登山、定向越野運動、冰上曲棍球、草地曲棍球、武術、划船、雙人（單人）獨木舟運動、衝浪、摔角。

▶可以配合練習的其他拉筋操：編號036

Spinalis capitis

Semispinalis capitis

Longissimus capitis

Semispinalis cervicis

Longissimus capitis

Longissimus cervicis

Spinalis thoracis

Splenius capitis

terior view.

Splenius cervicis

| 第十章 |

髖部和臀部的拉筋操

跨腿壓膝的仰躺式拉筋操

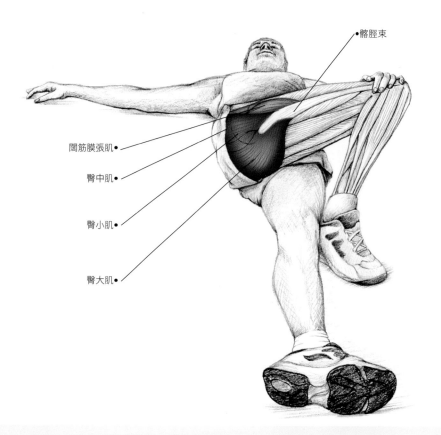

髂脛束

闊筋膜張肌●

臀中肌●

臀小肌●

臀大肌●

▌ 步驟

仰躺，一腳跨向另一腳，將跨越的腳放在平放腳的膝蓋外側，用對側的手把弓起的膝蓋往地面壓。

▌ 拉到的肌群

• 主要肌群：臀中肌、臀小肌。
• 次要肌群：闊筋膜張肌。

動作訣竅

雙肩要平貼地面，把注意力放在將膝蓋壓向地面，而非往胸部的方向拉。

•有助於修復哪些肌肉問題：
　下背部肌肉拉傷、下背部韌帶扭傷、髂脛束症候群。
•對哪些運動有幫助：
　自行車、健行、隔宿健行、登山、定向越野運動、冰上曲棍球、草地曲棍球、溜冰、溜滑輪、溜直排輪、武術、賽跑、徑賽項目、越野賽跑、美式足球、足球、橄欖球、滑雪、滑水、健走、競走。

▶可以配合練習的其他拉筋操：編號059

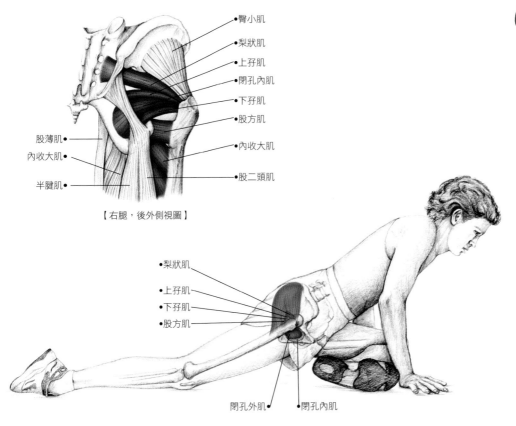

【右腿，後外側視圖】

臀小肌
梨狀肌
上孖肌
閉孔內肌
下孖肌
股方肌
內收大肌
股二頭肌

股薄肌
內收大肌
半腱肌

梨狀肌
上孖肌
下孖肌
股方肌

閉孔外肌
閉孔內肌

趴臥收單腿的髖部拉筋操

▌步驟

臉朝下趴臥，一腿收到腹部下方，然後把上半身往地面壓。

▌拉到的肌群

• 主要肌群：梨狀肌。
• 次要肌群：上孖肌、下孖肌、閉孔內肌、閉孔外肌、股方肌。

動作訣竅

這個拉筋動作不容易做，身體重量一定要受到良好支撐，用雙手保持身體平衡。

•有助於修復哪些肌肉問題：
梨狀肌症候群、彈響髖、大轉子滑囊炎。
•對哪些運動有幫助：
自行車、健行、隔宿健行、登山、定向越野運動、冰上曲棍球、草地曲棍
球、溜冰、溜滑輪、溜直排輪、武術、賽跑、徑賽項目、越野賽跑、美式
足球、足球、橄欖球、滑雪、滑水、健走、競走。

▶可以配合練習的其他拉筋操：編號054

站姿收單腿的髖部拉筋操

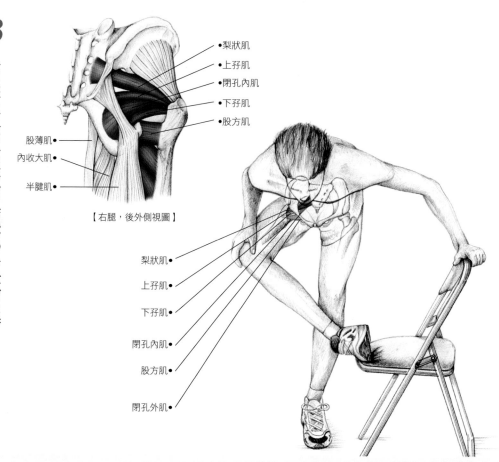

梨狀肌
上孖肌
閉孔內肌
下孖肌
股方肌

股薄肌
內收大肌
半腱肌

【右腿，後外側視圖】

梨狀肌
上孖肌
下孖肌
閉孔內肌
股方肌
閉孔外肌

▌步驟

站在椅子或桌子旁，把外側的腳擱在椅子或桌子上。放鬆腿部，讓上身前傾，然後彎曲站立的腿，放低整個身體。

▌拉到的肌群

• 主要肌群：梨狀肌。
• 次要肌群：上孖肌、下孖肌、閉孔內肌、閉孔外肌、股方肌。

動作訣竅

用站立的腿調整拉筋強度。姿勢放得愈低，感受到的壓力愈強。

• 有助於修復哪些肌肉問題：
梨狀肌症候群、彈響髖、大轉子滑囊炎。
• 對哪些運動有幫助：
自行車、健行、隔宿健行、登山、定向越野運動、冰上曲棍球、草地曲棍球、溜冰、溜滑輪、溜直排輪、武術、賽跑、徑賽項目、越野賽跑、美式足球、足球、橄欖球、滑雪、滑水、健走、競走。

▶可以配合練習的其他拉筋操：編號052

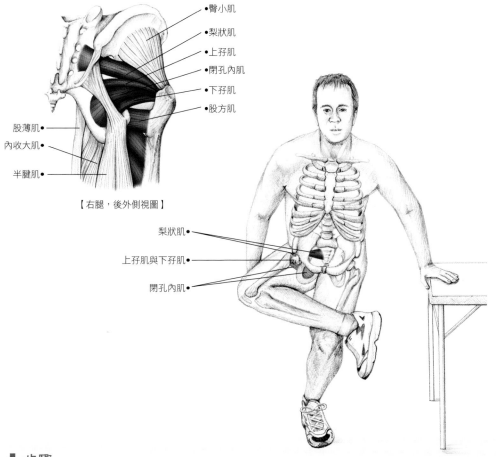

臀小肌
梨狀肌
上孖肌
閉孔內肌
下孖肌
股方肌

股薄肌
內收大肌
半腱肌

【右腿，後外側視圖】

梨狀肌
上孖肌與下孖肌
閉孔內肌

▌步驟

採站姿，用椅子或桌子幫助保持平衡，將一腿的腳踝放在另一腿的膝蓋上。慢慢放低身體。

▌拉到的肌群

- 主要肌群：梨狀肌。
- 次要肌群：上孖肌、下孖肌、閉孔內肌、閉孔外肌、股方肌。

動作訣竅

用站立的腿調整拉筋強度。姿勢放得愈低，感受到的壓力愈強。

- 有助於修復哪些肌肉問題：
  梨狀肌症候群、彈響髖、大轉子滑囊炎。
- 對哪些運動有幫助：
  自行車、健行、隔宿健行、登山、定向越野運動、冰上曲棍球、草地曲棍球、溜冰、溜滑輪、溜直排輪、武術、賽跑、徑賽項目、越野賽跑、美式足球、足球、橄欖球、滑雪、滑水、健走、競走。

▶ 可以配合練習的其他拉筋操：編號060

旋轉髖部的坐姿拉筋操

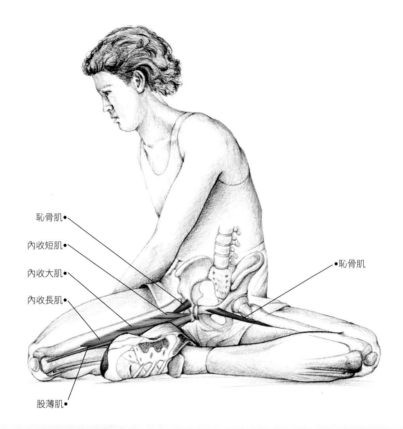

恥骨肌
內收短肌
內收大肌
內收長肌
恥骨肌
股薄肌

▍步驟

採坐姿，一腳屈膝置於身前，另一腳放在臀部後方。讓整個身體倒向後方那隻腳。

▍拉到的肌群

- 主要肌群：恥骨肌。
- 次要肌群：內收長肌、內收短肌、內收大肌、股薄肌。

動作訣竅

身體愈貼近後方那隻腳，感受到的拉筋強度愈強。

- 有助於修復哪些肌肉問題：
  鼠蹊部肌肉拉傷、內收肌肌腱炎、彈響髖、大轉子滑囊炎。
- 對哪些運動有幫助：
  自行車、健行、隔宿健行、登山、定向越野運動、冰上曲棍球、草地曲棍球、溜冰、溜滑輪、溜直排輪、武術、賽跑、徑賽項目、越野賽跑、美式足球、足球、橄欖球、滑雪、滑水、健走、競走。

▶可以配合練習的其他拉筋操：編號056

旋轉髖部的站姿拉筋操

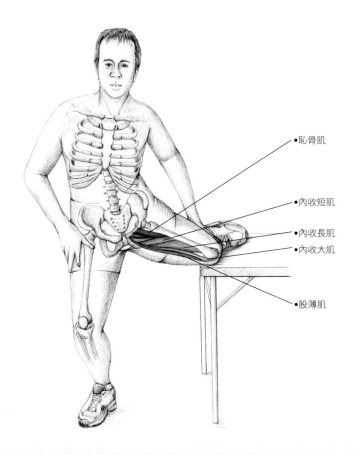

• 恥骨肌

• 內收短肌

• 內收長肌
• 內收大肌

• 股薄肌

┃ 步驟

站在桌子旁，抬起內側的腳，把小腿放在桌子上。然後慢慢放低身體。

┃ 拉到的肌群

- 主要肌群：恥骨肌。
- 次要肌群：內收長肌、內收短肌、內收大肌、股薄肌。

動作訣竅

用站立的腳調整拉筋強度。姿勢放得愈低，感受到的拉筋強度愈強。

- 有助於修復哪些肌肉問題：
  鼠蹊部肌肉拉傷、內收肌肌腱炎、彈響髖、大轉子滑囊炎。
- 對哪些運動有幫助：
  自行車、健行、隔宿健行、登山、定向越野運動、冰上曲棍球、草地曲棍
  球、溜冰、溜滑輪、溜直排輪、武術、賽跑、徑賽項目、越野賽跑、美式
  足球、足球、橄欖球、滑雪、滑水、健走、競走。

▶ 可以配合練習的其他拉筋操：編號055

057

延展上身的盤坐拉筋操

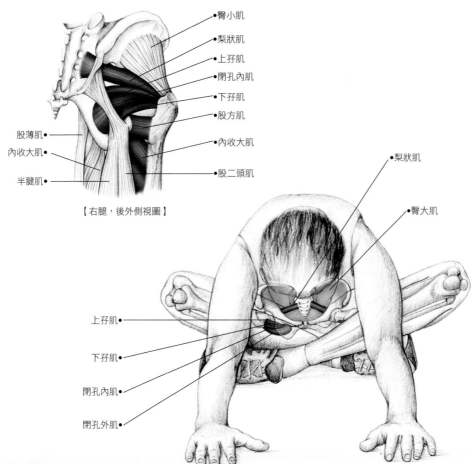

臀小肌
梨狀肌
上孖肌
閉孔內肌
下孖肌
股方肌
內收大肌
股二頭肌

股薄肌
內收大肌
半腱肌

【右腿，後外側視圖】

梨狀肌

臀大肌

上孖肌
下孖肌
閉孔內肌
閉孔外肌

▌步驟

雙腳交叉盤坐，背部保持平直，然後上半身緩緩地往前傾。

▌拉到的肌群

• 主要肌群：梨狀肌、上孖肌、下孖肌、閉孔內肌、閉孔外肌、股方肌。
• 次要肌群：臀大肌。

【動作訣竅】

重點是保持背部平直，而不是全力讓上半身往前伸展。

• 有助於修復哪些肌肉問題：
　梨狀肌症候群、鼠蹊部肌肉拉傷、內收肌肌腱炎、彈響髖、大轉子滑囊炎。
• 對哪些運動有幫助：
　自行車、健行、隔宿健行、登山、定向越野運動、冰上曲棍球、草地曲棍球、
　溜冰、溜滑輪、溜直排輪、武術、划船、雙人（單人）獨木舟運動、賽跑、徑
　賽項目、越野賽跑、美式足球、足球、橄欖球、滑雪、滑水、健走、競走。

▶可以配合練習的其他拉筋操：編號058

腳掌對頂延展上身的坐姿拉筋操

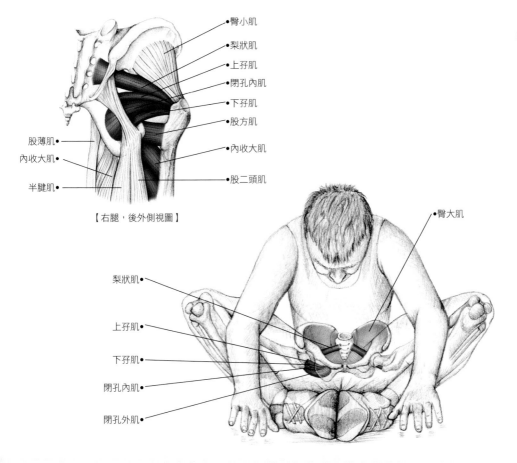

【右腿，後外側視圖】

- 臀小肌
- 梨狀肌
- 上孖肌
- 閉孔內肌
- 下孖肌
- 股方肌
- 內收大肌
- 股二頭肌

股薄肌
內收大肌
半腱肌

臀大肌

梨狀肌
上孖肌
下孖肌
閉孔內肌
閉孔外肌

步驟

採坐姿，屈膝讓腳掌對頂，保持背部平直。然後上半身緩緩地往前傾。

拉到的肌群

- 主要肌群：梨狀肌、上孖肌、下孖肌、閉孔內肌、閉孔外肌、股方肌。
- 次要肌群：臀大肌。

動作訣竅

重點是保持背部平直，而不是全力讓上半身往前伸展。

- 有助於修復哪些肌肉問題：
  梨狀肌症候群、鼠蹊部肌肉拉傷、內收肌肌腱炎、彈響髖、大轉子滑囊炎。
- 對哪些運動有幫助：
  自行車、健行、隔宿健行、登山、定向越野運動、冰上曲棍球、草地曲棍球、溜冰、溜滑輪、溜直排輪、武術、划船、雙人（單人）獨木舟運動、賽跑、徑賽項目、越野賽跑、美式足球、足球、橄欖球、滑雪、滑水、健走、競走。

▶可以配合練習的其他拉筋操：編號057

坐姿抱膝的臀部拉筋操

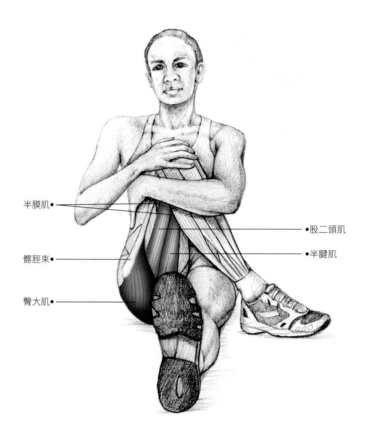

半膜肌•

•股二頭肌

髂脛束•

•半腱肌

臀大肌•

步驟

採坐姿，一腳平放，另一腳跨到平放腳的膝蓋外側。將弓起的膝蓋拉向對側肩膀，同時保持背部平直，肩膀要朝向正前方。

拉到的肌群

• 主要肌群：臀大肌。
• 次要肌群：半膜肌、半腱肌、股二頭肌。

動作訣竅

1.背部保持平直、肩膀要朝向正前方，這個拉筋操就能讓臀部得到最大的好處。
2.不要讓肩膀轉向弓起的膝蓋。

•有助於修復哪些肌肉問題：
下背部肌肉拉傷、下背部韌帶扭傷、腿後肌拉傷、髂脛束症候群。
•對哪些運動有幫助：
自行車、健行、隔宿健行、登山、定向越野運動、冰上曲棍球、草地曲棍球、溜冰、溜滑輪、溜直排輪、武術、賽跑、徑賽項目、越野賽跑、美式足球、足球、橄欖球、滑雪、滑水、健走、競走。

▶可以配合練習的其他拉筋操：編號051

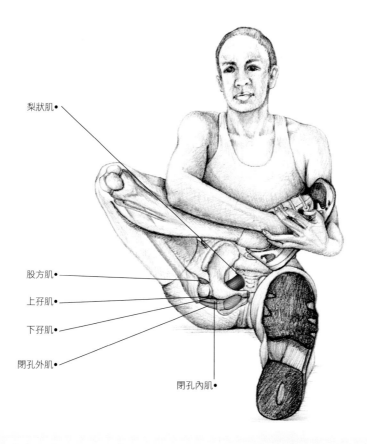

梨狀肌●

股方肌●

上孖肌●

下孖肌●

閉孔外肌●

閉孔內肌●

▌ 步驟

採坐姿，一腳平放，用雙手抱住另一隻腳的腳踝，並把腳踝往胸部壓。

▌ 拉到的肌群

• 主要肌群：梨狀肌。

• 次要肌群：上孖肌、下孖肌、閉孔內肌、閉孔外肌、股方肌。

動作訣竅

用雙手和雙臂調整這個拉筋動作的強度。腳踝愈貼近胸部，拉筋強度愈深入。

•有助於修復哪些肌肉問題：

　梨狀肌症候群、彈響髖、大轉子滑囊炎。

•對哪些運動有幫助：

　自行車、健行、隔宿健行、登山、定向越野運動、冰上曲棍球、草地
曲棍球、溜冰、溜滑輪、溜直排輪、武術、賽跑、徑賽項目、越野賽
跑、美式足球、足球、橄欖球、滑雪、滑水、健走、競走。

▶可以配合練習的其他拉筋操：編號054

跨腿抱膝的仰躺式拉筋操

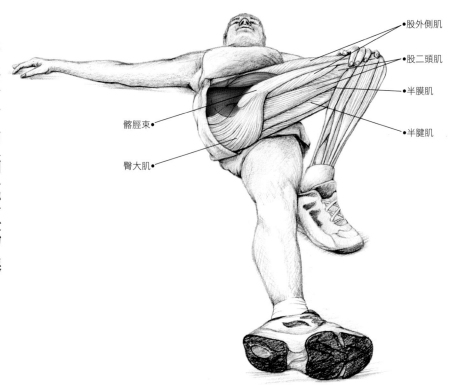

股外側肌
股二頭肌
半膜肌
半腱肌

髂脛束●

臀大肌●

▌步驟

身體仰躺，一腳（圖示為右腳）跨到另一腳的外側，把右腳的腳後跟拉到左腳的膝
蓋旁，然後用左手把弓起的膝蓋往胸部方向扳。

▌拉到的肌群

• 主要肌群：臀大肌。
• 次要肌群：半膜肌、半腱肌、股二頭肌。

動作訣竅

雙肩要平貼地面，重點要放在把弓起的膝蓋往胸部扳，而不是往地面壓。

•有助於修復哪些肌肉問題：
  下背部肌肉拉傷、下背部韌帶扭傷、腿後肌拉傷、髂脛束症候群。
•對哪些運動有幫助：
  自行車、健行、隔宿健行、登山、定向越野運動、冰上曲棍球、草地
  曲棍球、溜冰、溜滑輪、溜直排輪、武術、賽跑、徑賽項目、越野賽
  跑、美式足球、足球、橄欖球、滑雪、滑水、健走、競走。

▶可以配合練習的其他拉筋操：編號059

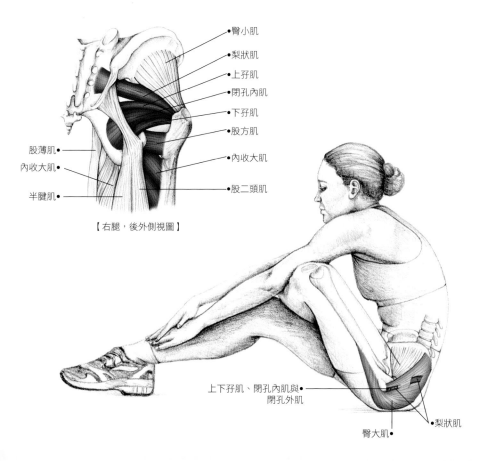

【右腿，後外側視圖】

臀小肌
梨狀肌
上孖肌
閉孔內肌
下孖肌
股方肌
內收大肌
股二頭肌

股薄肌
內收大肌
半腱肌

上下孖肌、閉孔內肌與
閉孔外肌

梨狀肌
臀大肌

062

坐姿跨腿的臀部拉筋操

▌步驟

採坐姿，一腳略屈膝，另一腳跨放在屈膝的大腿上，然後慢慢把上半身往前傾。

▌拉到的肌群

- 主要肌群：梨狀肌、上孖肌、下孖肌、閉孔內肌、閉孔外肌、股方肌。
- 次要肌群：臀大肌。

動作訣竅

1.這個拉筋動作有點小難度，身體重量一定要有良好支撐，如有必要，可用雙手保持平衡。

2.若要提高拉筋強度，背部要保持平直，再將上半身往前傾。

- 有助於修復哪些肌肉問題：

  梨狀肌症候群、彈響髖、大轉子滑囊炎。

- 對哪些運動有幫助：

  自行車、健行、隔宿健行、登山、定向越野運動、冰上曲棍球、草地曲棍球、溜冰、溜滑輪、溜直排輪、武術、賽跑、徑賽項目、越野賽跑、美式足球、足球、橄欖球、滑雪、滑水、健走、競走。

▶可以配合練習的其他拉筋操：編號060

仰躺跨腿的臀部拉筋操

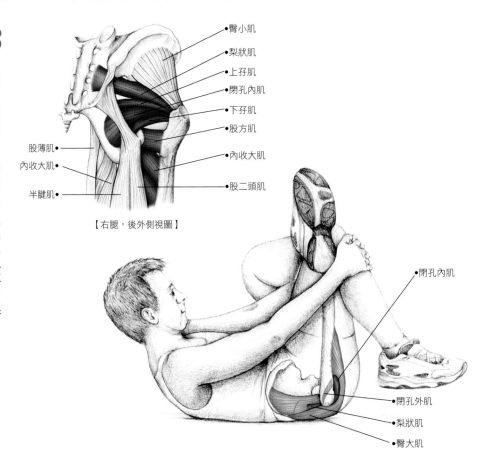

臀小肌

梨狀肌

上孖肌

閉孔內肌

下孖肌

股方肌

內收大肌

股二頭肌

股薄肌

內收大肌

半腱肌

【右腿，後外側視圖】

閉孔內肌

閉孔外肌

梨狀肌

臀大肌

▌步驟

身體仰躺，一腳略屈膝，另一腳橫放在屈膝的大腿上。然後抬起上半身，用雙手把膝蓋拉近身體。

▌拉到的肌群

• 主要肌群：梨狀肌、上孖肌、下孖肌、閉孔內肌、閉孔外肌、股方肌。
• 次要肌群：臀大肌。

動作訣竅

透過把膝蓋拉近身體的程度來調整拉筋強度。

• 有助於修復哪些肌肉問題：
梨狀肌症候群、彈響髖、大轉子滑囊炎。

• 對哪些運動有幫助：
自行車、健行、隔宿健行、登山、定向越野運動、冰上曲棍球、草地曲棍球、溜冰、溜滑輪、溜直排輪、武術、賽跑、徑賽項目、越野賽跑、美式足球、足球、橄欖球、滑雪、滑水、健走、競走。

▶ 可以配合練習的其他拉筋操：編號062

Spinalis capitis

Semispinalis capitis

Longissimus capitis

Semispinalis
cervicis

Longissimus capitis

ator scapulae

Semispinalis

Semispin

| 第十一章 |
股四頭肌的拉筋操

Longissimu
cervicis

Longi
cervic

Spinalis
thoracis

Rh
m

Splenius capitis

terior view.

Splenius cervicis

R
m

Spi
tho

跪姿式股四頭肌拉筋操

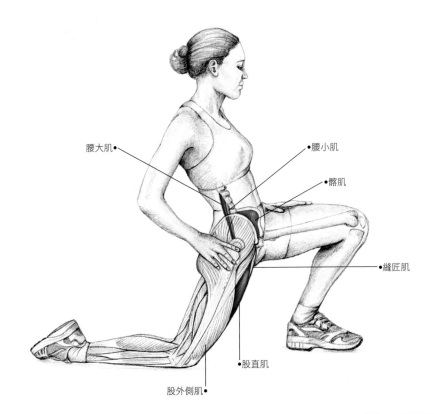

腰大肌

腰小肌

髂肌

縫匠肌

股直肌

股外側肌

▌ **步驟**

單膝跪地。如有必要，手可扶靠東西以保持平衡。然後把臀部往前推。

▌ **拉到的肌群**

- 主要肌群：髂肌、腰大肌、股直肌。
- 次要肌群：腰小肌。

動作訣竅

1.臀部往前推出的遠近可調整拉筋強度。
2.如有必要，可以拿毛巾或墊子墊在跪地的膝蓋下方，會比較舒服。

- 有助於修復哪些肌肉問題：
  髖屈肌拉傷、骨盆帶的撕裂性骨折、恥骨炎、髂腰肌肌腱炎、大轉子滑囊炎、股四頭肌拉傷、股四頭肌肌腱炎。
- 對哪些運動有幫助：
  自行車、健行、隔宿健行、登山、定向越野運動、冰上曲棍球、草地曲棍球、溜冰、溜滑輪、溜直排輪、武術、賽跑、徑賽項目、越野賽跑、美式足球、足球、橄欖球、滑雪、滑水、衝浪、健走、競走。

▶可以配合練習的其他拉筋操：編號067

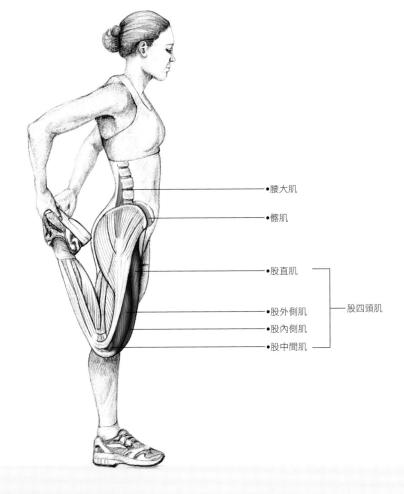

•腰大肌

•髂肌

•股直肌

•股外側肌　　　　股四頭肌

•股內側肌

•股中間肌

▌步驟

單腳站立，一腳向後折，腳貼在臀部上，雙膝併攏，同時把髖部往前推。手可以扶靠東西保持平衡。

▌拉到的肌群

• 主要肌群：股直肌、股內側肌、股外側肌、股中間肌。
• 次要肌群：髂肌、腰大肌。

動作訣竅

這個拉筋動作可能讓膝關節與韌帶承受過度的壓力，不適用於膝關節疼痛及膝蓋受傷的人。

> •有助於修復哪些肌肉問題：
>
> 　髖屈肌拉傷、骨盆帶的撕裂性骨折、恥骨炎、髂腰肌肌腱炎、大轉子滑囊炎、股四頭肌拉傷、股四頭肌肌腱炎、髕骨疼痛症候群、髕骨肌腱炎、髕骨外翻。
>
> •對哪些運動有幫助：
>
> 　自行車、健行、隔宿健行、登山、定向越野運動、冰上曲棍球、草地曲棍球、溜冰、溜滑輪、溜直排輪、武術、賽跑、徑賽項目、越野賽跑、美式足球、足球、橄欖球、滑雪、滑水、衝浪、健走、競走。

▶可以配合練習的其他拉筋操：編號066

臥姿式股四頭肌拉筋操

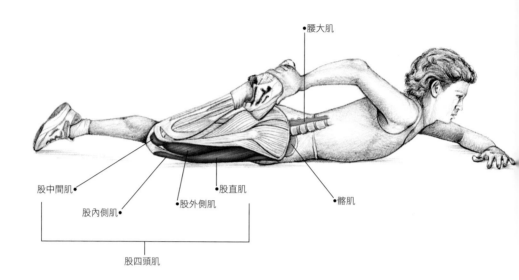

- 腰大肌
- 股中間肌
- 股內側肌
- 股外側肌
- 股直肌
- 髂肌
- 股四頭肌

▌步驟

臉朝下趴臥，將一隻腳反折到臀部。

▌拉到的肌群

- 主要肌群：股直肌、股內側肌、股外側肌、股中間肌。
- 次要肌群：髂肌、腰大肌。

動作訣竅

這個拉筋動作可能讓膝關節與韌帶承受過度的壓力，不適用於膝關節疼痛及膝蓋受傷的人。

- 有助於修復哪些肌肉問題：

  髖屈肌拉傷、骨盆帶的撕裂性骨折、恥骨炎、髂腰肌肌腱炎、大轉子滑囊炎、股四頭肌拉傷、股四頭肌肌腱炎、髕骨疼痛症候群、髕骨肌腱炎、髕骨外翻。

- 對哪些運動有幫助：

  自行車、健行、隔宿健行、登山、定向越野運動、冰上曲棍球、草地曲棍球、溜冰、溜滑輪、溜直排輪、武術、賽跑、徑賽項目、越野賽跑、美式足球、足球、橄欖球、滑雪、滑水、衝浪、健走、競走。

 ▶可以配合練習的其他拉筋操：編號065

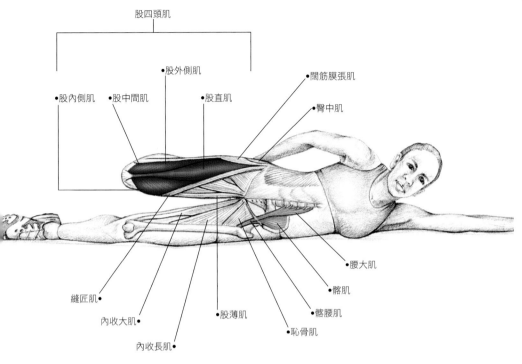

股四頭肌

●股外側肌

●闊筋膜張肌

●股內側肌 ●股中間肌 ●股直肌

●臀中肌

●腰大肌

縫匠肌●

●髂肌

內收大肌●

●股薄肌

●髂腰肌

內收長肌●

●恥骨肌

步驟
側臥，一腳向後反折到臀部。併攏雙膝，再把髖部往前推。

拉到的肌群
- 主要肌群：股直肌、股內側肌、股外側肌、股中間肌。
- 次要肌群：髂肌、腰大肌。

動作訣竅

這個拉筋動作可能讓膝關節與韌帶承受過度的壓力，不適用於膝關節疼痛及膝蓋受傷的人。

●有助於修復哪些肌肉問題：
> 髖屈肌拉傷、骨盆帶的撕裂性骨折、恥骨炎、髂腰肌肌腱炎、大轉子滑囊炎、股四頭肌拉傷、股四頭肌肌腱炎、髕骨疼痛症候群、髕骨肌腱炎、髕骨外翻。

●對哪些運動有幫助：
> 自行車、健行、隔宿健行、登山、定向越野運動、冰上曲棍球、草地曲棍球、溜冰、溜滑輪、溜直排輪、武術、賽跑、徑賽項目、越野賽跑、美式足球、足球、橄欖球、滑雪、滑水、衝浪、健走、競走。

▶可以配合練習的其他拉筋操：編號064

折腿後仰式股四頭肌拉筋操

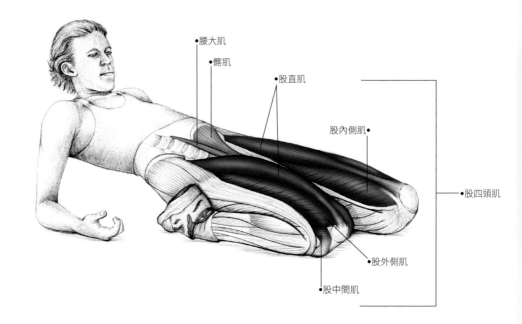

• 腰大肌

• 髂肌

• 股直肌

股內側肌 •

• 股四頭肌

• 股外側肌

股中間肌 •

▎步驟
採坐姿，雙腿向後反折，讓臀部坐在雙腳上。然後上半身慢慢往後倒。

▎拉到的肌群
• 主要肌群：股直肌、股內側肌、股外側肌、股中間肌。
• 次要肌群：髂肌、腰大肌。

動作訣竅
這個動作可能讓膝關節與韌帶承受過度的壓力，不適用於膝關節疼痛及膝蓋受傷的人。

• 有助於修復哪些肌肉問題：
髖屈肌拉傷、骨盆帶的撕裂性骨折、恥骨炎、髂腰肌肌腱炎、大轉子滑囊炎、股四頭肌拉傷、股四頭肌肌腱炎、髕骨疼痛症候群、髕骨肌腱炎、髕骨外翻。
• 對哪些運動有幫助：
自行車、健行、隔宿健行、登山、定向越野運動、冰上曲棍球、草地曲棍球、溜冰、溜滑輪、溜直排輪、武術、賽跑、徑賽項目、越野賽跑、美式足球、足球、橄欖球、滑雪、滑水、衝浪、健走、競走。

▶可以配合練習的其他拉筋操：編號065

背景英文（半透明裝飾）：
Spinalis capitis
Semispinalis capitis
Longissimus capitis
Semispinalis cervicis
Longissimus capitis
Levator scapula
Semispinalis
Semispir
Longissimu cervicis
Long cervi
Spinalis thoracis
R m
Splenius capitis
sterior view.
Splenius cervicis
Sp th

| 第十二章 |
腿後肌的拉筋操

坐姿手前伸的腿後肌拉筋操

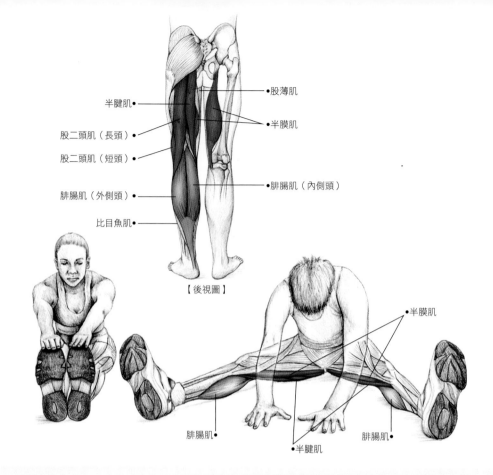

半腱肌•
股薄肌•
股二頭肌（長頭）•
半膜肌•
股二頭肌（短頭）•
腓腸肌（外側頭）•
腓腸肌（內側頭）•
比目魚肌•

【後視圖】

半膜肌•
腓腸肌•
腓腸肌•
半腱肌•

步驟

採坐姿，雙腿往前直直伸出，腳趾朝天。背部保持平直，然後雙手往腳趾方向盡量伸展。

拉到的肌群

- 主要肌群：半膜肌、半腱肌、股二頭肌。
- 次要肌群：腓腸肌。

動作訣竅

腳趾朝天是這個拉筋動作的重點，腳趾若朝向側邊會讓腿後肌受力不平均，長久下來會造成肌肉失衡。

- 有助於修復哪些肌肉問題：
  下背部肌肉拉傷、下背部韌帶扭傷、腿後肌拉傷。
- 對哪些運動有幫助：
  籃球、籃網球、自行車、健行、隔宿健行，登山、定向越野運動、冰上曲棍球、草地曲棍球、溜冰、溜滑輪、溜直排輪、武術、賽跑、徑賽項目、越野賽跑、美式足球、足球、橄欖球、滑雪、滑水、衝浪、健走、競走、摔角。

▶ 可以配合練習的其他拉筋操：編號073

站姿腳趾朝前的腿後肌拉筋操

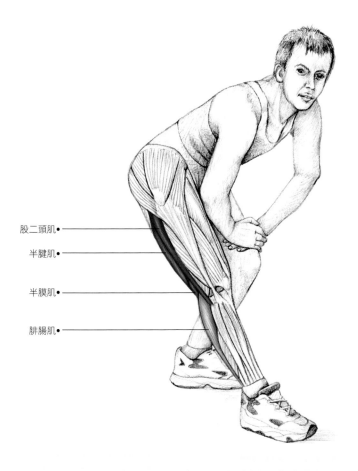

股二頭肌•

半腱肌•

半膜肌•

腓腸肌•

步驟

採站姿，一腳在前，屈膝的腳在後。腳趾平貼地面，讓上半身往前傾。背部保持平直，雙手搭在彎曲的膝蓋上。

拉到的肌群

• 主要肌群：半膜肌、半腱肌、股二頭肌。
• 次要肌群：腓腸肌。

動作訣竅

透過保持背部平直及身體前傾的程度，來調整拉筋強度。

•有助於修復哪些肌肉問題：

下背部肌肉拉傷、下背部韌帶扭傷、腿後肌拉傷。

•對哪些運動有幫助：

籃球、籃網球、自行車、健行、隔宿健行、登山、定向越野運動、冰上曲棍球、草地曲棍球、溜冰、溜滑輪、溜直排輪、武術、賽跑、徑賽項目、越野賽跑、美式足球、足球、橄欖球、滑雪、滑水、衝浪、健走、競走、摔角。

▶可以配合練習的其他拉筋操：編號071

站姿腳趾朝天的腿後肌拉筋操

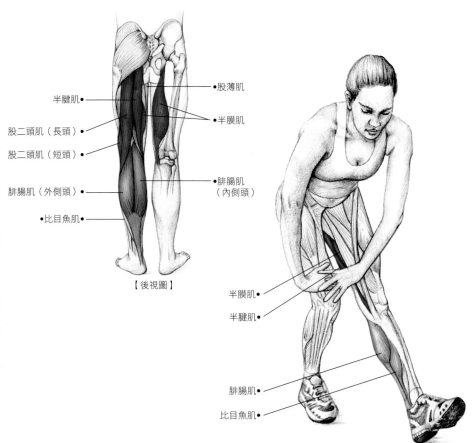

半腱肌•

股二頭肌（長頭）•

股二頭肌（短頭）•

腓腸肌（外側頭）•

•比目魚肌•

•股薄肌

•半膜肌

•腓腸肌
（內側頭）

【後視圖】

半膜肌•

半腱肌•

腓腸肌•

比目魚肌•

▋ 步驟

採站姿，一腳（圖示為左腳）在前，屈膝的腳在後。左腳的腳趾朝上，讓上半身往前傾。保持背部平直，雙手搭在彎曲的膝蓋上。

▋ 拉到的肌群

• 主要肌群：半膜肌、半腱肌、股二頭肌。
• 次要肌群：腓腸肌、比目魚肌。

動作訣竅

透過保持背部平直，以及伸屈腳踝來保持腳趾朝上，可調整拉筋強度。

•有助於修復哪些肌肉問題：

下背部肌肉拉傷、下背部韌帶扭傷、腿後肌拉傷、小腿肌拉傷。

•對哪些運動有幫助：

籃球、籃網球、自行車、健行、隔宿健行、登山、定向越野運動、冰上曲棍球、草地曲棍球、溜冰、溜滑輪、溜直排輪、武術、賽跑、徑賽項目、越野賽跑、美式足球、足球、橄欖球、滑雪、滑水、衝浪、健走、競走、摔角。

▶ 可以配合練習的其他拉筋操：編號072

站姿抬腿的腿後肌拉筋操

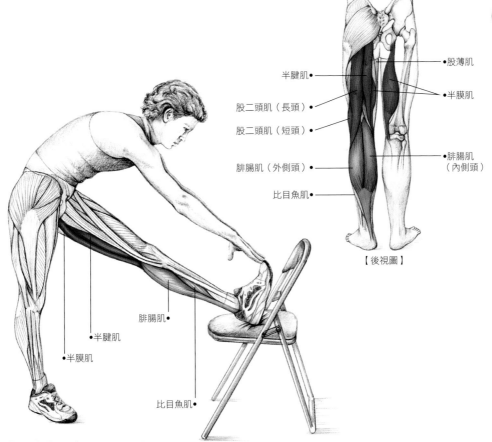

半腱肌
股二頭肌（長頭）
股二頭肌（短頭）
腓腸肌（外側頭）
比目魚肌

股薄肌
半膜肌
腓腸肌（內側頭）

【後視圖】

腓腸肌
半腱肌
半膜肌
比目魚肌

步驟

採站姿，一腳擱在穩固的東西上。伸直抬高的腿，腳趾朝天。接著身體前傾，同時保持背部平直。

拉到的肌群

- 主要肌群：半膜肌、半腱肌、股二頭肌。
- 次要肌群：腓腸肌、比目魚肌。

動作訣竅

透過保持背部平直及身體前傾的程度，可調整拉筋強度。

- 有助於修復哪些肌肉問題：
  下背部肌肉拉傷、下背部韌帶扭傷、腿後肌拉傷、小腿肌拉傷。
- 對哪些運動有幫助：
  籃球、籃網球、自行車、健行、隔宿健行、登山、定向越野運動、冰上曲棍球、草地曲棍球、溜冰、溜滑輪、溜直排輪、武術、賽跑、徑賽項目、越野賽跑、美式足球、足球、橄欖球、滑雪、滑水、衝浪、健走、競走、摔角。

▶可以配合練習的其他拉筋操：編號069

坐姿拉單腳的腿後肌拉筋操

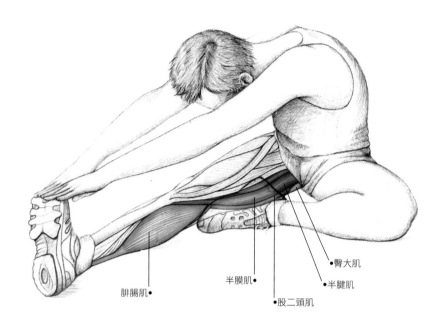

腓腸肌●

半膜肌●

●臀大肌

●半腱肌

●股二頭肌

▌步驟

採坐姿，一腳平伸於身前，腳趾朝天。另一腳拉到平伸腳的膝蓋旁。然後頭部往前傾，雙手往平伸腳的腳趾方向伸展。

▌拉到的肌群

- 主要肌群：半膜肌、半腱肌、股二頭肌。
- 次要肌群：腓腸肌、臀大肌。

動作訣竅

這個拉筋動作的重點是腳趾朝上。如果腳趾朝向側邊會讓腿後肌受力不平均，長久下來會造成肌肉失衡。

> - 有助於修復哪些肌肉問題：
>   下背部肌肉拉傷、下背部韌帶扭傷、腿後肌拉傷、小腿肌拉傷。
> - 對哪些運動有幫助：
>   籃球、籃網球、自行車、健行、隔宿健行、登山、定向越野運動、冰上曲棍球、草地曲棍球、溜冰、溜滑輪、溜直排輪、武術、賽跑、徑賽項目、越野賽跑、美式足球、足球、橄欖球、滑雪、滑水、衝浪、健走、競走、摔角。

▶可以配合練習的其他拉筋操：編號076

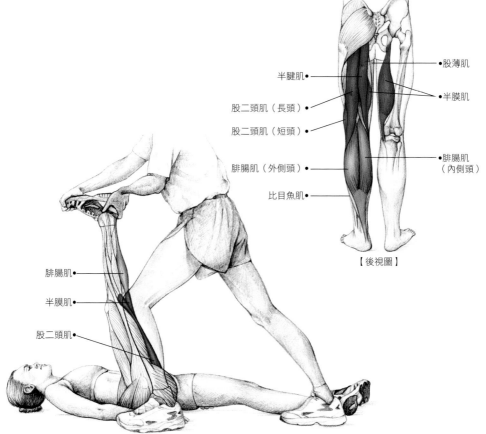

半腱肌•

股二頭肌（長頭）•

股二頭肌（短頭）•

腓腸肌（外側頭）

比目魚肌•

•股薄肌

•半膜肌

•腓腸肌
（內側頭）

【後視圖】

腓腸肌•

半膜肌•

股二頭肌•

步驟

身體仰躺，雙腿平放在地上。請同伴幫你抬高一腳，在背部感覺舒服的範圍內，可盡量抬高。抬高腳的腳趾一定要朝向正後方。

拉到的肌群

• 主要肌群：半膜肌、半腱肌、股二頭肌。
• 次要肌群：腓腸肌。

動作訣竅

慎選同伴，要安全地做對這個拉筋操，有賴於同伴的協助，因此兩人要全程保持良好的溝通。

• 有助於修復哪些肌肉問題：
下背部肌肉拉傷、下背部韌帶扭傷、腿後肌拉傷、小腿肌拉傷。
• 對哪些運動有幫助：
籃球、籃網球、自行車、健行、隔宿健行、登山、定向越野運動、冰上曲棍球、草地曲棍球、溜冰、溜滑輪、溜直排輪、武術、賽跑、徑賽項目、越野賽跑、美式足球、足球、橄欖球、滑雪、滑水、衝浪、健走、競走、摔角。

▶ 可以配合練習的其他拉筋操：編號072

仰躺式單腿屈膝的腿後肌拉筋操

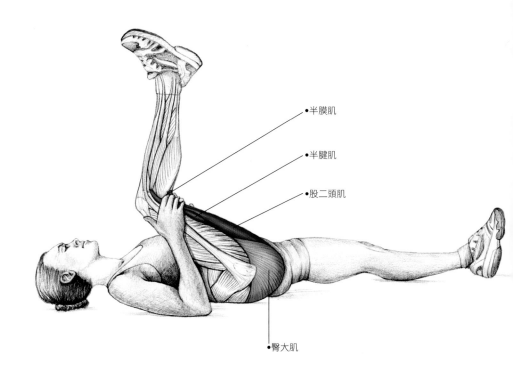

•半膜肌

•半腱肌

•股二頭肌

•臀大肌

▎步驟
身體仰躺，一腳略微屈膝，將另一腳的膝蓋拉向胸部，然後謹慎緩慢地伸直抬高的腳。

▎拉到的肌群
• 主要肌群：半膜肌、半腱肌、股二頭肌。
• 次要肌群：臀大肌。

動作訣竅
這個拉筋動作的重點是腳趾朝上。如果腳趾朝向側邊會讓腿後肌受力不平均，長久下來會造成肌肉失衡。

•有助於修復哪些肌肉問題：
下背部肌肉拉傷、下背部韌帶扭傷、腿後肌拉傷。
•對哪些運動有幫助：
籃球、籃網球、自行車、健行、隔宿健行、登山、定向越野運動、冰上曲棍球、草地曲棍球、溜冰、溜滑輪、溜直排輪、武術、賽跑、徑賽項目、越野賽跑、美式足球、足球、橄欖球、滑雪、滑水、衝浪、健走、競走、摔角。

▶可以配合練習的其他拉筋操：編號079

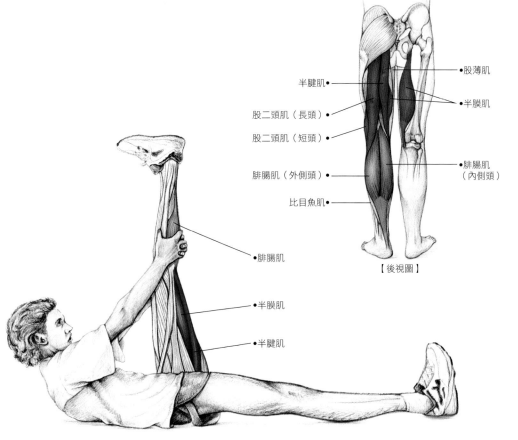

半腱肌•
股二頭肌（長頭）•
股二頭肌（短頭）•

•股薄肌
•半膜肌

腓腸肌（外側頭）•

•腓腸肌
（內側頭）

比目魚肌•

•腓腸肌

【後視圖】

•半膜肌

•半腱肌

仰躺式伸直腿的腿後肌拉筋操

步驟

身體仰躺，一腳略屈膝，一腳伸直。雙手抬高伸直的腳，並拉近胸膛。

拉到的肌群

• 主要肌群：半膜肌、半腱肌、股二頭肌。
• 次要肌群：腓腸肌。

動作訣竅

這個拉筋動作的重點是腳趾朝上。腳趾如果朝向側邊會讓腿後肌受力不平均，長久下來會造成肌肉失衡。

•有助於修復哪些肌肉問題：
下背部肌肉拉傷、下背部韌帶扭傷、腿後肌拉傷、小腿肌拉傷。

•對哪些運動有幫助：
籃球、籃網球、自行車、健行、隔宿健行、登山、定向越野運動、冰上曲棍球、草地曲棍球、溜冰、溜滑輪、溜直排輪、武術、賽跑、徑賽項目、越野賽跑、美式足球、足球、橄欖球、滑雪、滑水、衝浪、健走、競走、摔角。

▶可以配合練習的其他拉筋操：編號077

跪姿腳趾朝上的腿後肌拉筋操

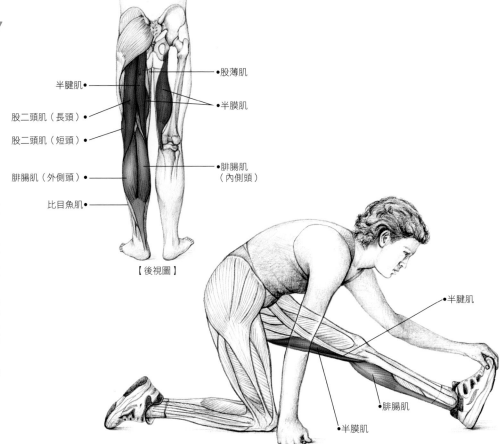

半腱肌•

股二頭肌（長頭）•

股二頭肌（短頭）•

腓腸肌（外側頭）•

比目魚肌•

•股薄肌

•半膜肌

•腓腸肌
（內側頭）

【後視圖】

•半腱肌

•腓腸肌

•半膜肌

▌步驟

單膝跪地，另一腳伸到前方，腳跟著地。保持背部平直，腳趾朝向自己。然後將同側的手伸向腳趾。

▌拉到的肌群

- 主要肌群：半膜肌、半腱肌、股二頭肌。
- 次要肌群：腓腸肌。

動作訣竅

如果手碰不到腳趾，不用在意。重要的是背部要保持平直、腳趾要朝上。

- **有助於修復哪些肌肉問題：**
  下背部肌肉拉傷、下背部韌帶扭傷、腿後肌拉傷、小腿肌拉傷。
- **對哪些運動有幫助：**
  籃球、籃網球、自行車、健行、登山、隔宿健行、定向越野運動、冰上曲棍球、草地曲棍球、溜冰、溜滑輪、溜直排輪、武術、賽跑、徑賽項目、越野賽跑、美式足球、足球、橄欖球、滑雪、滑水、衝浪、健走、競走、摔角。

▶可以配合練習的其他拉筋操：編號071

坐姿跨腳的腿後肌拉筋操

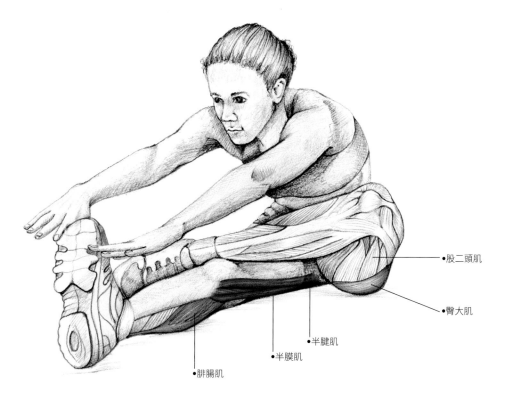

•股二頭肌

•臀大肌

半腱肌•

半膜肌•

•腓腸肌

步驟

採坐姿，一腳平放於身前，腳趾朝上。另一腳跨放在平放腳的大腿上。然後身體往前傾，保持背部平直，同時將雙手伸向腳趾。

拉到的肌群

• 主要肌群：半膜肌、半腱肌、股二頭肌。
• 次要肌群：腓腸肌、臀大肌。

動作訣竅

如果手碰不到腳趾，也不用在意，只要盡量將手往腳趾方向伸展就可以了。

•有助於修復哪些肌肉問題：
下背部肌肉拉傷、下背部韌帶扭傷、腿後肌拉傷、小腿肌拉傷。

•對哪些運動有幫助：
籃球、籃網球、自行車、健行、隔宿健行、登山、定向越野運動、冰上曲棍球、草地曲棍球、溜冰、溜滑輪、溜直排輪、武術、賽跑、徑賽項目、越野賽跑、美式足球、足球、橄欖球、滑雪、滑水、衝浪、健走、競走、摔角。

▶可以配合練習的其他拉筋操：編號074

站姿抬腿屈膝的腿後肌拉筋操

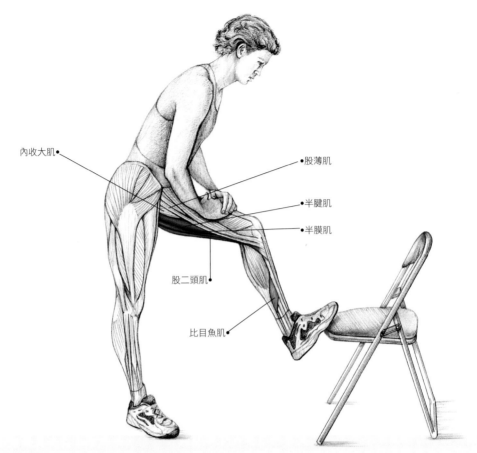

內收大肌

股薄肌

半腱肌

半膜肌

股二頭肌

比目魚肌

步驟

採站姿，一腳（圖示為左腳）踏在椅子或其他倚靠物上。左腳膝蓋略彎，讓腳跟垂落在椅子邊緣外面。背部保持平直，然後胸部往大腿方向推進。

拉到的肌群

• 主要肌群：半膜肌、半腱肌、股二頭肌。
• 次要肌群：比目魚肌。

動作訣竅

腳跟往下踩可提高拉筋強度。

• 有助於修復哪些肌肉問題：

後腿肌拉傷、阿基里斯腱（跟腱）拉傷、阿基里斯腱（跟腱）炎、脛骨內側疼痛症候群（脛骨疼痛、小腿疼痛）。

• 對哪些運動有幫助：

籃球、籃網球、自行車、健行、隔宿健行、登山、定向越野運動、冰上曲棍球、草地曲棍球、溜冰、溜滑輪、溜直排輪、武術、賽跑、徑賽項目、越野賽跑、美式足球、足球、橄欖球、滑雪、滑水、衝浪、健走、競走、摔角。

▶ 可以配合練習的其他拉筋操：編號080

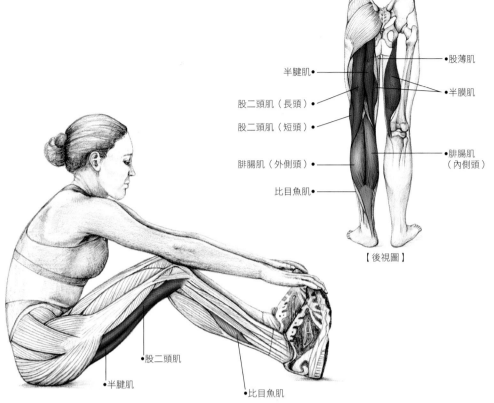

半腱肌

股二頭肌（長頭）

股二頭肌（短頭）

腓腸肌（外側頭）

比目魚肌

股薄肌

半膜肌

腓腸肌
（內側頭）

【後視圖】

股二頭肌

半腱肌

比目魚肌

▎步驟

採坐姿，雙膝微彎。雙手分別抓住兩腳腳趾，將腳趾往身體的方向拉。上半身往前傾，背部保持平直。

▎拉到的肌群

• 主要肌群：半膜肌、半腱肌、股二頭肌。
• 次要肌群：比目魚肌。

動作訣竅

拉雙腳腳趾時，腳趾一定要朝上。如果腳趾朝向側邊會讓腿後肌受力不平均，長久下來會造成肌肉失衡。

• 有助於修復哪些肌肉問題：
後腿肌拉傷、阿基里斯腱（跟腱）拉傷、阿基里斯腱（跟腱）炎、脛骨內側疼痛症候群（脛骨疼痛、小腿疼痛）。

• 對哪些運動有幫助：
籃球、籃網球、自行車、健行、隔宿健行、登山、定向越野運動、冰上曲棍球、草地曲棍球、溜冰、溜滑輪、溜直排輪、武術、賽跑、徑賽項目、越野賽跑、美式足球、足球、橄欖球、滑雪、滑水、衝浪、健走、競走、摔角。

▶可以配合練習的其他拉筋操：編號075

站姿彎腰的腿後肌拉筋操

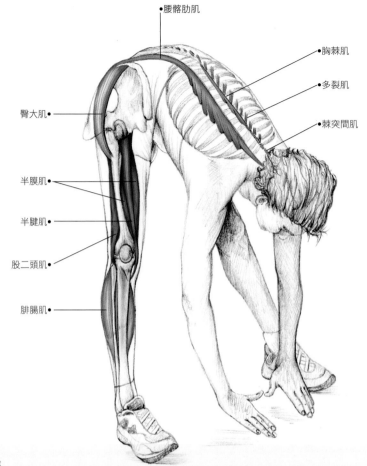

腰髂肋肌

胸棘肌

多裂肌

棘突間肌

臀大肌

半膜肌

半腱肌

股二頭肌

腓腸肌

▍步驟

採站姿，雙腳打開與肩同寬。上半身往前彎腰，雙手往地面伸展。

▍拉到的肌群

• 主要肌群：半膜肌、半腱肌、股二頭肌。
• 次要肌群：腓腸肌、臀大肌、腰髂肋肌、胸棘肌、棘突間肌、多裂肌。

動作訣竅

這個拉筋動作會讓下背肌肉及膝關節承受很大的壓力，不適用於下背部疼痛或膝關節疼痛的人。

• 有助於修復哪些肌肉問題：

下背部肌肉拉傷、下背部韌帶扭傷、腿後肌拉傷、小腿肌拉傷。

• 對哪些運動有幫助：

籃球、籃網球、自行車、健行、隔宿健行、登山、定向越野運動、冰上曲棍球、草地曲棍球、溜冰、溜滑輪、溜直排輪、武術、賽跑、徑賽項目、越野賽跑、美式足球、足球、橄欖球、滑雪、滑水、衝浪、健走、競走、摔角。

▶ 可以配合練習的其他拉筋操：編號069

Spinalis capitis

Semispinalis capitis

Longissimus capitis

Semispinalis
cervicis

Longissimus capitis

Levator scapula

Semispinali

Semispir

| 第十三章 |

內收肌的拉筋操

Longissimu
cervicis

Long
cervi

Spinalis
thoracis

R
m

坐姿腳掌相對的內收肌拉筋操

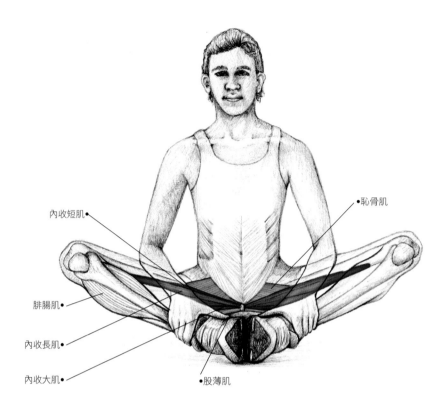

內收短肌●

●恥骨肌

腓腸肌●

內收長肌●

內收大肌●

●股薄肌

▌步驟

採坐姿，腳掌相對併攏，雙腳往鼠蹊部靠近。雙手抓住腳踝，用手肘把膝蓋壓向地面。保持背部挺直。

▌拉到的肌群

- 主要肌群：內收長肌、內收短肌、內收大肌。
- 次要肌群：股薄肌、恥骨肌。

動作訣竅

保持背部平直，靠手肘控制拉筋強度。

● 有助於修復哪些肌肉問題：

骨盆帶的撕裂性骨折、鼠蹊部肌肉拉傷、恥骨炎、梨狀肌症候群、內收肌肌腱炎、大轉子滑囊炎。

● 對哪些運動有幫助：

籃球、籃網球、自行車、健行、隔宿健行、登山、定向越野運動、冰上曲棍球、草地曲棍球、溜冰、溜滑輪、溜直排輪、武術、賽跑、徑賽項目、越野賽跑、美式足球、足球、橄欖球、滑雪、滑水、衝浪、健走、競走、摔角。

▶ 可以配合練習的其他拉筋操：編號058

跨馬步的內收肌拉筋操

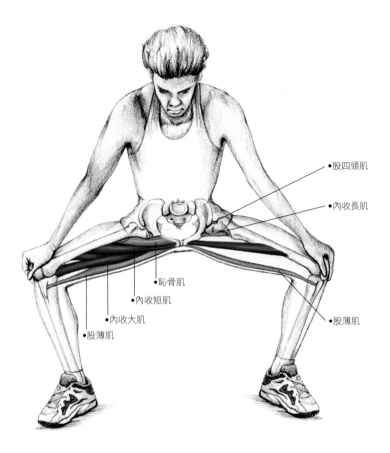

• 股四頭肌

• 內收長肌

• 恥骨肌

• 內收短肌

• 股薄肌

• 內收大肌

• 股薄肌

步驟

採站姿，雙腳岔開跨站，腳趾朝外。屈膝，上半身往前傾，用雙手把膝蓋往外推。

拉到的肌群

• 主要肌群：內收長肌、內收短肌、內收大肌。
• 次要肌群：股薄肌、恥骨肌、股四頭肌。

動作訣竅

股四頭肌強壯有力的人，這個姿勢才能維持比較久的時間。當大腿開始感到無力時，就可停下休息。

• 有助於修復哪些肌肉問題：

骨盆帶的撕裂性骨折、鼠蹊部肌肉拉傷、恥骨炎、梨狀肌症候群、內收肌肌腱炎、大轉子滑囊炎。

• 對哪些運動有幫助：

籃球、籃網球、自行車、健行、隔宿健行、登山、定向越野運動、冰上曲棍球、草地曲棍球、溜冰、溜滑輪、溜直排輪、武術、賽跑、徑賽項目、越野賽跑、美式足球、足球、橄欖球、滑雪、滑水、衝浪、健走、競走、摔角。

▶ 可以配合練習的其他拉筋操：編號087

站姿抬腿的內收肌拉筋操

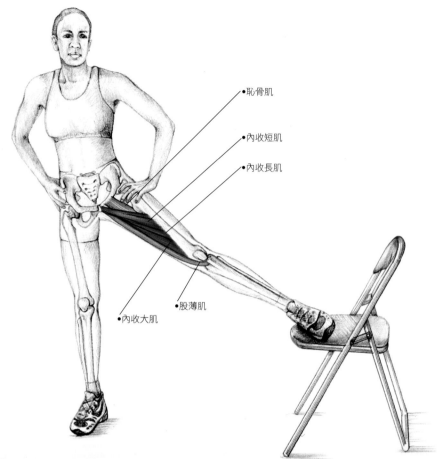

恥骨肌

內收短肌

內收長肌

股薄肌

內收大肌

步驟

身體站直，一腳（圖示為左腳）抬向側邊，把腳放在椅子等較高的物體上。腳趾朝前，慢慢將右腳轉離椅子方向。

拉到的肌群

- 主要肌群：內收長肌、內收短肌、內收大肌。
- 次要肌群：股薄肌、恥骨肌。

動作訣竅

1. 透過調高椅子等墊高物的高度可以提高拉筋強度。
2. 視個人需要，手可扶靠穩固的東西來保持平衡。

> • 有助於修復哪些肌肉問題：
> 骨盆帶的撕裂性骨折、鼠蹊部肌肉拉傷、恥骨炎、梨狀肌症候群、內收肌肌腱炎、大轉子滑囊炎。
> • 對哪些運動有幫助：
> 籃球、籃網球、自行車、健行、隔宿健行、登山、定向越野運動、冰上曲棍球、草地曲棍球、溜冰、溜滑輪、溜直排輪、武術、賽跑、徑賽項目、越野賽跑、美式足球、足球、橄欖球、滑雪、滑水、衝浪、健走、競走、摔角。

▶ 可以配合練習的其他拉筋操：編號082

跪姿跨腿的內收肌拉筋操

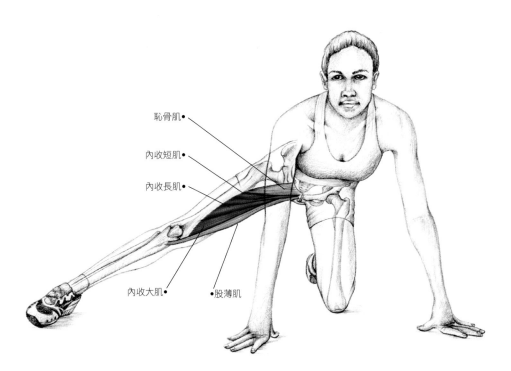

恥骨肌•
內收短肌•
內收長肌•
內收大肌• •股薄肌

步驟
採四肢著地跪姿，一腳伸向側邊，腳趾朝前。雙手貼地，慢慢將腳趾轉向外側。

拉到的肌群
• 主要肌群：內收長肌、內收短肌、內收大肌。
• 次要肌群：股薄肌、恥骨肌。

動作訣竅
視個人需要，可以拿毛巾或墊子墊在膝蓋下，會比較舒服。

•有助於修復哪些肌肉問題：
骨盆帶的撕裂性骨折、鼠蹊部肌肉拉傷、恥骨炎、梨狀肌症候群、內收肌肌
腱炎、大轉子滑囊炎。
•對哪些運動有幫助：
籃球、籃網球、自行車、健行、隔宿健行、登山、定向越野運動、冰上曲棍
球、草地曲棍球、溜冰、溜滑輪、溜直排輪、武術、賽跑、徑賽項目、越野
賽跑、美式足球、足球、橄欖球、滑雪、滑水、衝浪、健走、競走、摔角。

▶可以配合練習的其他拉筋操：編號086

蹲姿跨單腿的內收肌拉筋操

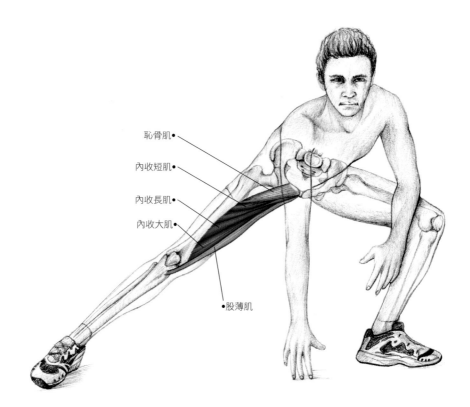

恥骨肌•
內收短肌•
內收長肌•
內收大肌•

•股薄肌

▌步驟

採站姿，雙腳岔開跨站，一腳伸直，腳趾朝前；另一腳屈膝，腳趾朝向側邊。放低鼠蹊部，同時把手靠在彎曲的膝蓋或地面。

▌拉到的肌群

• 主要肌群：內收長肌、內收短肌、內收大肌。
• 次要肌群：股薄肌、恥骨肌。

動作訣竅

可透過放低上半身來提高拉筋強度。

•有助於修復哪些肌肉問題：

骨盆帶的撕裂性骨折、鼠蹊部肌肉拉傷、恥骨炎、梨狀肌症候群、內收肌肌腱炎、大轉子滑囊炎。

•對哪些運動有幫助：

籃球、籃網球、自行車、健行、隔宿健行、登山、定向越野運動、冰上曲棍球、草地曲棍球、溜冰、溜滑輪、溜直排輪、武術、賽跑、徑賽項目、越野賽跑、美式足球、足球、橄欖球、滑雪、滑水、衝浪、健走、競走、摔角。

▶ 可以配合練習的其他拉筋操：編號085

坐姿兩腿大張的內收肌拉筋操

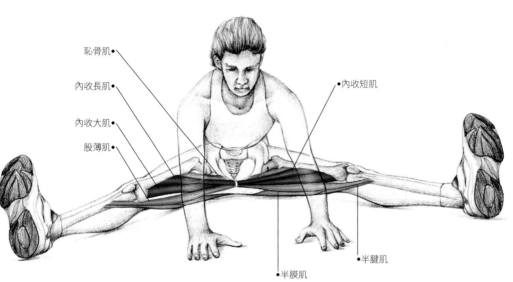

恥骨肌•
內收長肌•
內收大肌•
股薄肌•
•內收短肌
•半腱肌
•半膜肌

▌ 步驟

採坐姿，兩腿盡量張開。背部保持平直，上半身往前傾。

▌ 拉到的肌群

• 主要肌群：內收長肌、內收短肌、內收大肌。
• 次要肌群：股薄肌、恥骨肌、半膜肌、半腱肌。

【動作訣竅】

雙腿張得愈開，拉筋強度愈強。

• 有助於修復哪些肌肉問題：
骨盆帶的撕裂性骨折、鼠蹊部肌肉拉傷、恥骨炎、梨狀肌症候群、內收肌肌腱炎、大轉子滑囊炎、後腿肌拉傷。

• 對哪些運動有幫助：
籃球、籃網球、自行車、健行、隔宿健行、登山、定向越野運動、冰上曲棍球、草地曲棍球、溜冰、溜滑輪、溜直排輪、武術、賽跑、徑賽項目、越野賽跑、美式足球、足球、橄欖球、滑雪、滑水、衝浪、健走、競走、摔角。

▶ 可以配合練習的其他拉筋操：編號086

站姿兩腿大張的內收肌拉筋操

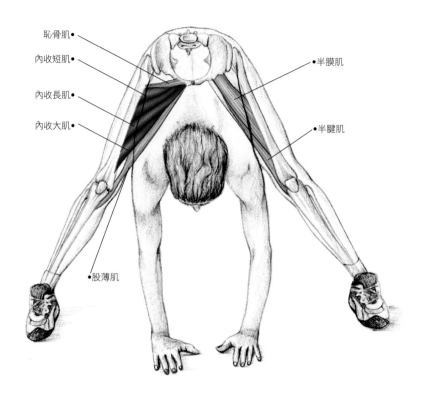

恥骨肌●
內收短肌●
內收長肌●
內收大肌●
●半膜肌
●半腱肌
●股薄肌

▌ 步驟

採站姿，雙腳岔開跨站，腳趾朝前。上半身往前傾，雙手往地面伸展。

▌ 拉到的肌群

- 主要肌群：內收長肌、內收短肌、內收大肌。
- 次要肌群：股薄肌、恥骨肌、半膜肌、半腱肌。

動作訣竅

這個拉筋動作會讓下背部肌肉及膝關節承受很大的壓力，不適用下背部疼痛及膝關節疼痛的人。

● 有助於修復哪些肌肉問題：
骨盆帶的撕裂性骨折、鼠蹊部肌肉拉傷、恥骨炎、梨狀肌症候群、內收肌肌腱炎、大轉子滑囊炎、後腿肌拉傷。

● 對哪些運動有幫助：
籃球、籃網球、自行車、健行、隔宿健行、登山、定向越野運動、冰上曲棍球、草地曲棍球、溜冰、溜滑輪、溜直排輪、武術、賽跑、徑賽項目、越野賽跑、美式足球、足球、橄欖球、滑雪、滑水、衝浪、健走、競走、摔角。

▶ 可以配合練習的其他拉筋操：編號084

Spinalis capitis

Semispinalis capitis

Longissimus capitis

Semispinalis
cervicis

Longissimus capitis

|第十四章|
外展肌的拉筋操

Levator scapulae

Semispinalis

Semispin

Long
cervi

Spinalis
thoracis

Rh
m

Splenius capitis

terior view.

Splenius cervicis

R
n

Spi
tho

站姿推髖的外展肌拉筋操

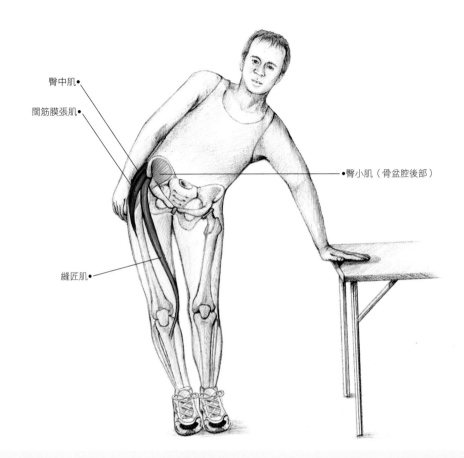

臀中肌●

闊筋膜張肌●

●臀小肌（骨盆腔後部）

縫匠肌

▌步驟

雙腳併立站在牆面或桌子旁邊，側著上半身傾向牆面或桌面，同時把髖部往反方向推出去。外側腳要保持直立，內側腳則微彎。

▌拉到的肌群

- 主要肌群：闊筋膜張肌、臀中肌、臀小肌。
- 次要肌群：縫匠肌。

動作訣竅

這個拉筋動作的重點是上半身不要往前傾。上半身要保持平直，並把注意力放在把髖部往外推。

- 有助於修復哪些肌肉問題：

  大轉子滑囊炎、髂脛束症候群。

- 對哪些運動有幫助：

  籃球、籃網球、自行車、健行、隔宿健行、登山、定向越野運動、冰上曲棍球、草地曲棍球、溜冰、溜滑輪、溜直排輪、武術、賽跑、徑賽項目、越野賽跑、美式足球、足球、橄欖球、滑雪、滑水、衝浪、健走、競走、摔角。

▶可以配合練習的其他拉筋操：編號092

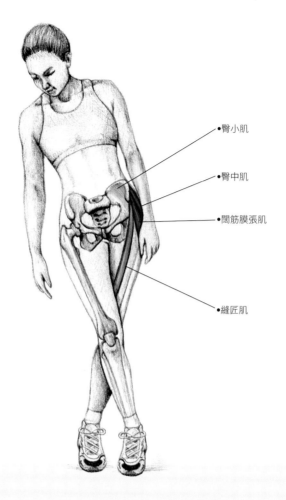

• 臀小肌

• 臀中肌

• 闊筋膜張肌

• 縫匠肌

雙腳交叉站的外展肌拉筋操

步驟

身體站直，兩腳交叉站，再讓上半身側著傾往後方的那隻腳。

拉到的肌群

• 主要肌群：闊筋膜張肌、臀中肌、臀小肌。
• 次要肌群：縫匠肌。

動作訣竅

視個人需要，手可以扶靠東西以保持平衡，如此一來就可更專注在拉筋動作上，不必擔心重心不穩摔倒。

•有助於修復哪些肌肉問題：

　大轉子滑囊炎、髂脛束症候群。

•對哪些運動有幫助：

　籃球、籃網球、自行車、健行、隔宿健行、登山、定向越野運動、冰上曲棍球、草地曲棍球、溜冰、溜滑輪、溜直排輪、武術、賽跑、徑賽項目、越野賽跑、美式足球、足球、橄欖球、滑雪、滑水、衝浪、健走、競走、摔角。

▶可以配合練習的其他拉筋操：編號049

站姿跨腿的外展肌拉筋操

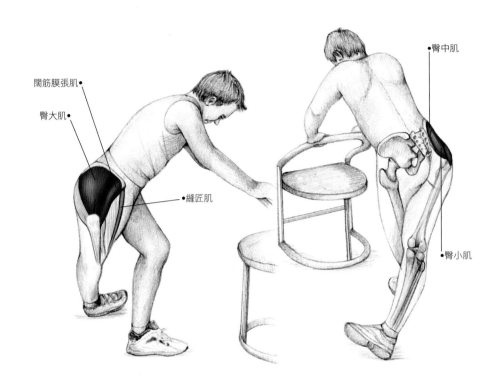

閣筋膜張肌

臀大肌

縫匠肌

臀中肌

臀小肌

步驟

採站姿，上半身前傾，雙手扶著椅子以保持平衡。一腳（圖示為右腳）跨到另一腳後面伸直，右腳再往側邊推去。慢慢彎曲前腳（圖示為左腳）來放低身體。

拉到的肌群

• 主要肌群：闊筋膜張肌、臀中肌、臀小肌。
• 次要肌群：縫匠肌。

動作訣竅

透過屈膝的那隻腳來慢慢放低身體，可調整拉筋強度。

• 有助於修復哪些肌肉問題：
　大轉子滑囊炎、髂脛束症候群。
• 對哪些運動有幫助：
　籃球、籃網球、自行車、健行、隔宿健行、登山、定向越野運動、冰上曲棍球、草地曲棍球、溜冰、溜滑輪、溜直排輪、武術、賽跑、徑賽項目、越野賽跑、美式足球、足球、橄欖球、滑雪、滑水、衝浪、健走、競走、摔角。

▶可以配合練習的其他拉筋操：編號090

側躺垂腿的外展肌拉筋操

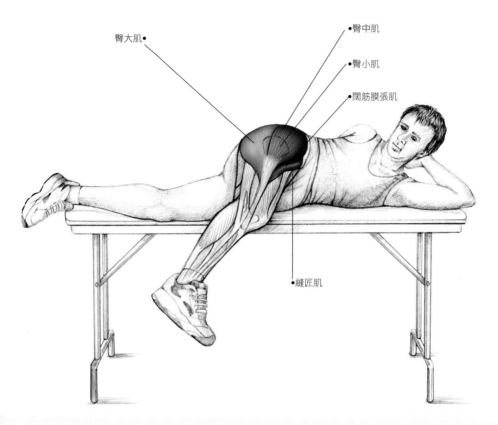

臀大肌●

●臀中肌

●臀小肌

●闊筋膜張肌

●縫匠肌

█ 步驟

側躺在長椅上。讓上方的腳往前垂落到長椅外。

█ 拉到的肌群

- 主要肌群：闊筋膜張肌、臀中肌、臀小肌。
- 次要肌群：縫匠肌、臀大肌。

動作訣竅

盡量不要讓腳往前垂落太遠，要靠腳本身的重量來伸展。

●有助於修復哪些肌肉問題：

　大轉子滑囊炎、髂脛束症候群。

●對哪些運動有幫助：

　籃球、籃網球、自行車、健行、隔宿健行、登山、定向越野運動、冰上曲
棍球、草地曲棍球、溜冰、溜滑輪、溜直排輪、武術、賽跑、徑賽項目、
越野賽跑、美式足球、足球、橄欖球、滑雪、滑水、衝浪、健走、競走、
摔角。

▶可以配合練習的其他拉筋操：編號059

| 第十五章 |

小腿的拉筋操

站姿抬腳趾的小腿拉筋操

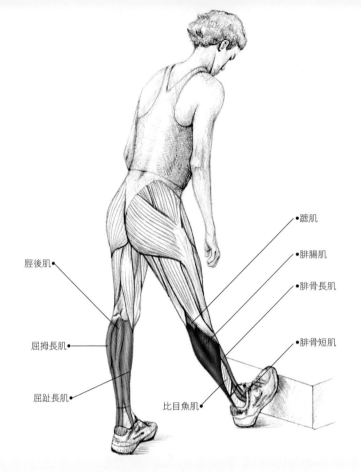

蹠肌

腓腸肌

腓骨長肌

腓骨短肌

脛後肌

屈拇長肌

屈趾長肌

比目魚肌

步驟

身體站直，一腳的腳趾擱放在階梯或墊高的物體上。全程腳都要伸直，上半身再往前傾向腳趾。

拉到的肌群

• 主要肌群：腓腸肌。
• 次要肌群：脛後肌、屈拇長肌、屈趾長肌、腓骨長肌、腓骨短肌、蹠肌。

動作訣竅

透過保持背部平直及傾斜上身，可以調整拉筋強度。

•有助於修復哪些肌肉問題：
　小腿肌拉傷、阿基里斯腱（跟腱）拉傷、阿基里斯腱（跟腱）炎、脛骨內側疼痛症候群（脛骨疼痛、小腿疼痛）。
•對哪些運動有幫助：
　籃球、籃網球、拳擊、自行車、健行、隔宿健行，登山、定向越野運動、冰上曲棍球、草地曲棍球、溜冰、溜滑輪、溜直排輪、武術、網球、羽毛球、壁球、賽跑、徑賽項目、越野賽跑、美式足球、足球、橄欖球、滑雪、滑水、衝浪、游泳、健走、競走。

▶可以配合練習的其他拉筋操：編號095

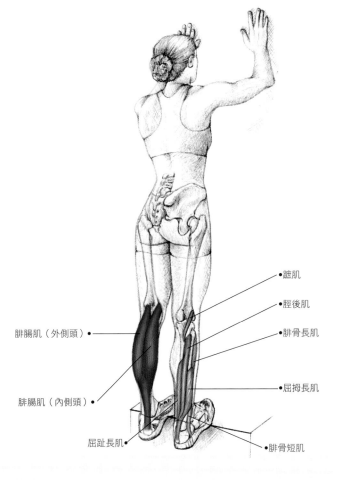

蹠肌

脛後肌

腓骨長肌

腓腸肌（外側頭）

屈拇長肌

腓腸肌（內側頭）

屈趾長肌

腓骨短肌

步驟

站在階梯或墊高的物體上，雙腳的腳趾移到階梯邊緣，雙腳要伸直。然後讓腳跟垂向地面，同時讓上半身往前傾。

拉到的肌群

- 主要肌群：腓腸肌。
- 次要肌群：脛後肌、屈拇長肌、屈趾長肌、腓骨長肌、腓骨短肌、蹠肌。

動作訣竅

利用身體的重量來調整拉筋強度。

- 有助於修復哪些肌肉問題：
  小腿肌拉傷、阿基里斯腱（跟腱）拉傷、阿基里斯腱（跟腱）炎、脛骨內側疼痛症候群（脛骨疼痛、小腿疼痛）。
- 對哪些運動有幫助：
  籃球、籃網球、拳擊、自行車、健行、隔宿健行、登山、定向越野運動、冰上曲棍球、草地曲棍球、溜冰、溜滑輪、溜直排輪、武術、網球、羽毛球、壁球、賽跑、徑賽項目、越野賽跑、美式足球、足球、橄欖球、滑雪、滑水、衝浪、游泳、健走、競走。

▶可以配合練習的其他拉筋操：編號097

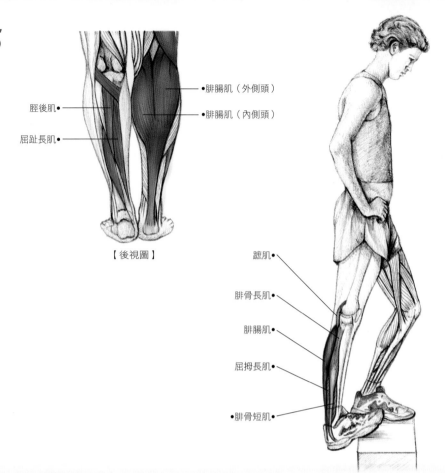

垂單側腳跟的小腿拉筋操

【後視圖】

脛後肌●
屈趾長肌●
●腓腸肌（外側頭）
●腓腸肌（內側頭）

蹠肌●
腓骨長肌●
腓腸肌●
屈拇長肌●
●腓骨短肌●

▌步驟
站在階梯或墊高的物體上，一腳的腳趾移到階梯邊緣，腳要伸直，然後讓腳跟垂向地面。

▌拉到的肌群
- 主要肌群：腓腸肌。
- 次要肌群：脛後肌、屈拇長肌、屈趾長肌、腓骨長肌、腓骨短肌、蹠肌。

動作訣竅
這個拉筋動作可能會讓阿基里斯腱（跟腱）承受很大的壓力。藉由緩緩垂下腳跟來伸展肌群。

- **有助於修復哪些肌肉問題：**
  小腿肌拉傷、阿基里斯腱（跟腱）拉傷、阿基里斯腱（跟腱）炎、脛骨內側疼痛症候群（脛骨疼痛、小腿疼痛）。
- **對哪些運動有幫助：**
  籃球、籃網球、拳擊、自行車、健行、隔宿健行、登山、定向越野運動、冰上曲棍球、草地曲棍球、溜冰、溜滑輪、溜直排輪、武術、網球、羽毛球、壁球、賽跑、徑賽項目、越野賽跑、美式足球、足球、橄欖球、滑雪、滑水、衝浪、游泳、健走、競走。

▶可以配合練習的其他拉筋操：編號099

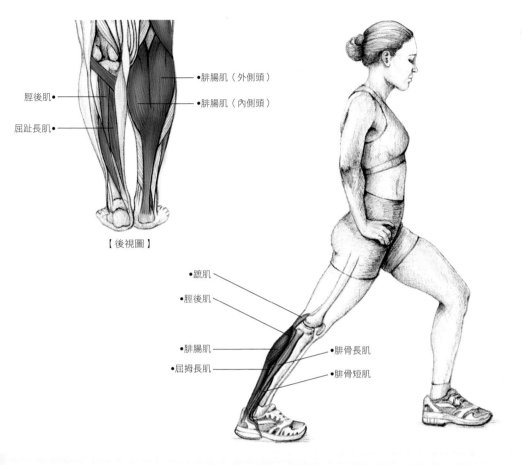

●腓腸肌（外側頭）

脛後肌●

●腓腸肌（內側頭）

屈趾長肌●

【後視圖】

●蹠肌

●脛後肌

●腓腸肌

●屈拇長肌

●腓骨長肌

●腓骨短肌

步驟

身體站直，一腳往後跨一大步並伸直，同時把腳跟往地面踩

拉到的肌群

• 主要肌群：腓腸肌。

• 次要肌群：脛後肌、屈拇長肌、屈趾長肌、腓骨長肌、腓骨短肌、蹠肌。

動作訣竅

後伸腳的腳趾一定要朝向前方。如果腳趾朝向側邊會讓小腿肌肉受力不平均，長久下來會導致肌肉失衡。

●有助於修復哪些肌肉問題：

小腿肌拉傷、阿基里斯腱（跟腱）拉傷、阿基里斯腱（跟腱）炎、脛骨內側疼痛症候群（脛骨疼痛、小腿疼痛）。

●對哪些運動有幫助：

籃球、籃網球、拳擊、自行車、健行、隔宿健行、登山、定向越野運動、冰上曲棍球、草地曲棍球、溜冰、溜滑輪、溜直排輪、武術、網球、羽毛球、壁球、賽跑、徑賽項目、越野賽跑、美式足球、足球、橄欖球、滑雪、滑水、衝浪、游泳、健走、競走。

▶可以配合練習的其他拉筋操：編號093

推牆腳跟踩地的小腿拉筋操

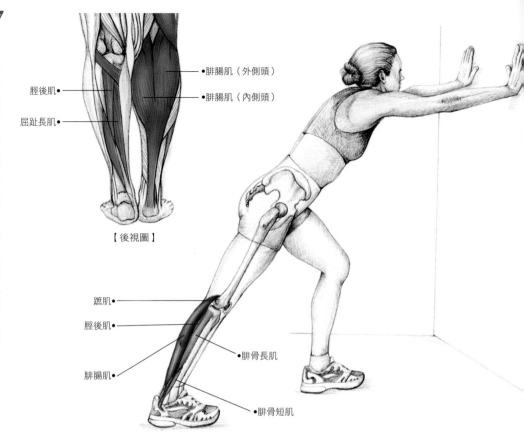

腓腸肌（外側頭）

脛後肌

腓腸肌（內側頭）

屈趾長肌

【後視圖】

蹠肌

脛後肌

腓骨長肌

腓腸肌

腓骨短肌

步驟

身體靠牆站直，雙手搭在牆上。在覺得舒服的範圍內，一腳盡量往後伸展，兩腳的腳趾都要朝前，而且腳跟要著地。後腳要伸直，然後讓身體傾向牆面。

拉到的肌群

- 主要肌群：腓腸肌。
- 次要肌群：脛後肌、屈拇長肌、屈趾長肌、腓骨長肌、腓骨短肌、蹠肌。

動作訣竅

後伸腳的腳趾一定要朝前。如果腳趾朝向側邊會讓小腿肌肉受力不平均，長久下來會導致肌肉失衡。

- 有助於修復哪些肌肉問題：

  小腿肌拉傷、阿基里斯腱（跟腱）拉傷、阿基里斯腱（跟腱）炎、脛骨內側疼痛症候群（脛骨疼痛、小腿疼痛）。
- 對哪些運動有幫助：

  籃球、籃網球、拳擊、自行車、健行、隔宿健行、登山、定向越野運動、冰上曲棍球、草地曲棍球、溜冰、溜滑輪、溜直排輪、武術、網球、羽毛球、壁球、賽跑、徑賽項目、越野賽跑、美式足球、足球、橄欖球、滑雪、滑水、衝浪、游泳、健走、競走。

▶可以配合練習的其他拉筋操：編號099

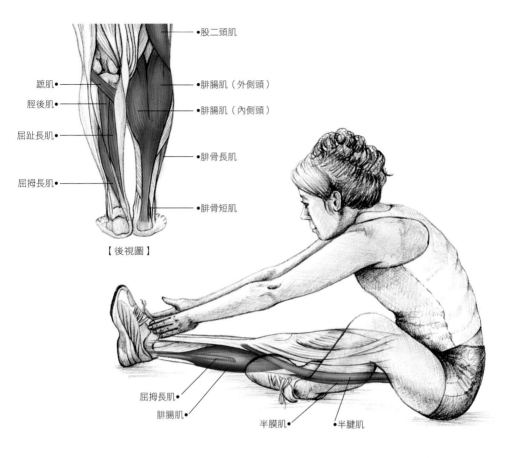

股二頭肌

蹠肌•

脛後肌•

屈趾長肌•

屈拇長肌•

腓腸肌（外側頭）

腓腸肌（內側頭）

腓骨長肌

腓骨短肌

【後視圖】

屈拇長肌•

腓腸肌•

半膜肌•

•半腱肌

步驟

採坐姿，一腳平伸出去，腳趾朝上。上半身往前傾，並將腳趾往身體的方向拉。

拉到的肌群

• 主要肌群：腓腸肌、半膜肌、半腱肌、股二頭肌。

• 次要肌群：脛後肌、屈拇長肌、屈趾長肌、腓骨長肌、腓骨短肌、蹠肌。

動作訣竅

如果手碰不到腳趾，就不適合做這個拉筋動作。

• 有助於修復哪些肌肉問題：

後腿肌拉傷、小腿肌拉傷、阿基里斯腱（跟腱）拉傷、阿基里斯腱（跟腱）炎、脛骨內側疼痛症候群（脛骨疼痛、小腿疼痛）。

• 對哪些運動有幫助：

籃球、籃網球、拳擊、自行車、健行、隔宿健行、登山、定向越野運動、冰上曲棍球、草地曲棍球、溜冰、溜滑輪、溜直排輪、武術、網球、羽毛球、壁球、賽跑、徑賽項目、越野賽跑、美式足球、足球、橄欖球、滑雪、滑水、衝浪、游泳、健走、競走。

▶可以配合練習的其他拉筋操：編號100

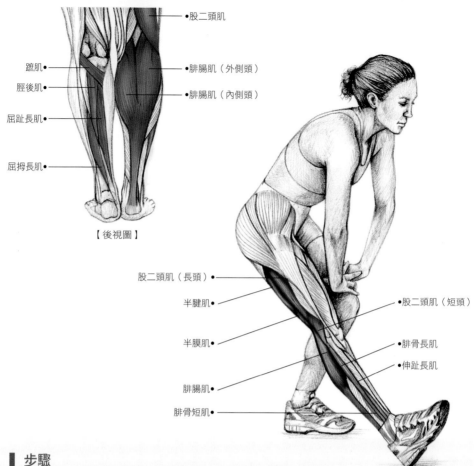

股二頭肌

蹠肌•
脛後肌•
屈趾長肌•

屈拇長肌•

•腓腸肌（外側頭）
•腓腸肌（內側頭）

【後視圖】

股二頭肌（長頭）•
半腱肌•

半膜肌•

腓腸肌•
腓骨短肌•

•股二頭肌（短頭）
•腓骨長肌
•伸趾長肌

▌ 步驟

採站姿，一腳屈膝，另一腳朝前伸直。前伸腳的腳趾朝向自己，並將上半身往前傾。背部要保持平直，雙手放在彎曲的膝蓋上。

▌ 拉到的肌群

• 主要肌群：腓腸肌、半膜肌、半腱肌、股二頭肌。
• 次要肌群：脛後肌、屈拇長肌、屈趾長肌、腓骨長肌、腓骨短肌、蹠肌。

動作訣竅

前伸腳的腳趾一定要朝上。如果腳趾朝向側邊會讓小腿肌肉受力不平均，長久下來會導致肌肉失衡。

•有助於修復哪些肌肉問題：
後腿肌拉傷、小腿肌拉傷、阿基里斯腱（跟腱）拉傷、阿基里斯腱（跟腱）炎、脛骨內側疼痛症候群（脛骨疼痛、小腿疼痛）。
•對哪些運動有幫助：
籃球、籃網球、拳擊、自行車、健行、隔宿健行、登山、定向越野運動、冰上曲棍球、草地曲棍球、溜冰、溜滑輪、溜直排輪、武術、網球、羽毛球、壁球、賽跑、徑賽項目、越野賽跑、美式足球、足球、橄欖球、滑雪、滑水、衝浪、游泳、健走、競走。

▶可以配合練習的其他拉筋操：編號094

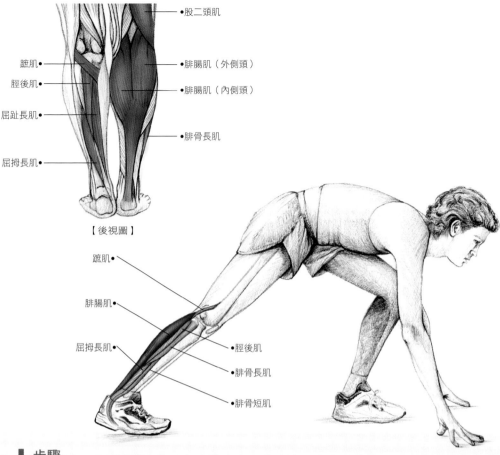

股二頭肌

腓腸肌（外側頭）

腓腸肌（內側頭）

腓骨長肌

蹠肌

脛後肌

屈趾長肌

屈拇長肌

【後視圖】

蹠肌

腓腸肌

屈拇長肌

脛後肌

腓骨長肌

腓骨短肌

▋ 步驟

身體站直，兩腳一前一後。前腳屈膝，後腳伸直，腳跟踩向地面，再把上半身往前傾。雙手放在前方地面上。

▋ 拉到的肌群

- 主要肌群：腓腸肌。
- 次要肌群：脛後肌、屈拇長肌、屈趾長肌、腓骨長肌、腓骨短肌、蹠肌。

動作訣竅

後腳的腳趾一定要朝前。如果腳趾朝向側邊會讓小腿肌肉受力不平均，長久下來會導致肌肉失衡。

- 有助於修復哪些肌肉問題：
  小腿肌拉傷、阿基里斯腱（跟腱）拉傷、阿基里斯腱（跟腱）炎、脛骨內側疼痛症候群（脛骨疼痛、小腿疼痛）。
- 對哪些運動有幫助：
  籃球、籃網球、拳擊、自行車、健行、隔宿健行、登山、定向越野運動、冰上曲棍球、草地曲棍球、溜冰、溜滑輪、溜直排輪、武術、網球、羽毛球、壁球、賽跑、徑賽項目、越野賽跑、美式足球、足球、橄欖球、滑雪、滑水、衝浪、游泳、健走、競走。

▶ 可以配合練習的其他拉筋操：編號098

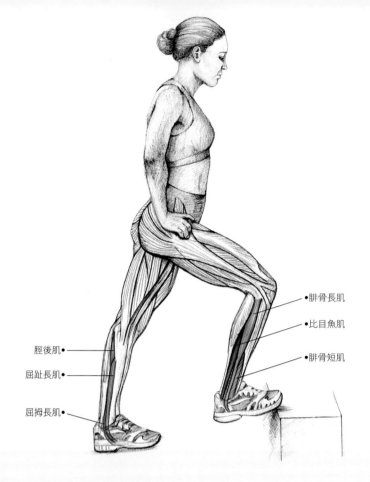

•腓骨長肌

•比目魚肌

•腓骨短肌

脛後肌•

屈趾長肌•

屈拇長肌•

▍步驟

身體站直，一腳屈膝，腳趾擱在階梯或墊高的物體上，接著上半身往前傾向腳趾。

▍拉到的肌群

- 主要肌群：比目魚肌。
- 次要肌群：脛後肌、屈拇長肌、屈趾長肌、腓骨長肌、腓骨短肌。

動作訣竅

放鬆小腿肌肉，並讓腳跟往地面踩，可以調整拉筋強度。

- •有助於修復哪些肌肉問題：

 小腿肌拉傷、阿基里斯腱（跟腱）拉傷、阿基里斯腱（跟腱）炎、脛骨內側疼痛症候群（脛骨疼痛、小腿疼痛）、脛後肌肌腱炎。

- •對哪些運動有幫助：

 籃球、籃網球、拳擊、自行車、健行、隔宿健行、登山、定向越野運動、冰上曲棍球、草地曲棍球、溜冰、溜滑輪、溜直排輪、武術、網球、羽毛球、壁球、賽跑、徑賽項目、越野賽跑、美式足球、足球、橄欖球、滑雪、滑水、衝浪、游泳、健走、競走。

▶可以配合練習的其他拉筋操：編號103

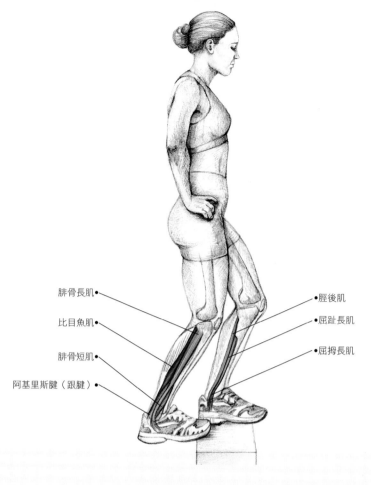

腓骨長肌
比目魚肌
腓骨短肌
阿基里斯腱（跟腱）

脛後肌
屈趾長肌
屈拇長肌

步驟

站在階梯或墊高的物體上，一腳的腳趾移到階梯邊緣，兩腳屈膝，並讓後腳的腳跟垂向地面。

拉到的肌群

- 主要肌群：比目魚肌。
- 次要肌群：脛後肌、屈拇長肌、屈趾長肌、腓骨長肌、腓骨短肌。

動作訣竅

這個拉筋動作可能會讓阿基里斯腱（跟腱）承受很大的壓力，練習時要慢慢垂下腳跟，輕鬆伸展肌群。

- 有助於修復哪些肌肉問題：
  小腿肌拉傷、阿基里斯腱（跟腱）拉傷、阿基里斯腱（跟腱）炎、脛骨內側疼痛症候群（脛骨疼痛、小腿疼痛）、脛後肌肌腱炎。
- 對哪些運動有幫助：
  籃球、籃網球、拳擊、自行車、健行、隔宿健行、登山、定向越野運動、冰上曲棍球、草地曲棍球、溜冰、溜滑輪、溜直排輪、武術、網球、羽毛球、壁球、賽跑、徑賽項目、越野賽跑、美式足球、足球、橄欖球、滑雪、滑水、衝浪、游泳、健走、競走。

▶可以配合練習的其他拉筋操：編號104

站姿腳跟踩地的跟腱拉筋操

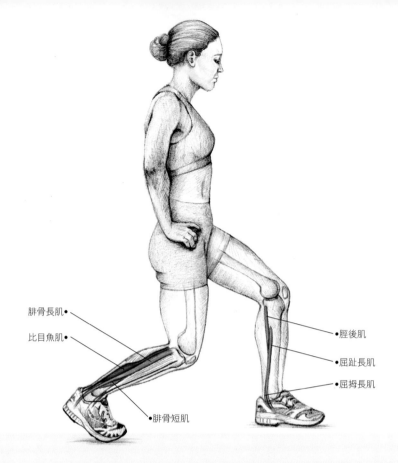

腓骨長肌●
比目魚肌●
●脛後肌
●屈趾長肌
●屈拇長肌
●腓骨短肌

▌ 步驟

身體站直,一腳往後跨一大步並屈膝,再將腳跟往地面踩。

▌ 拉到的肌群

• 主要肌群:比目魚肌。
• 次要肌群:脛後肌、屈拇長肌、屈趾長肌、腓骨長肌、腓骨短肌。

動作訣竅

1.後腳的腳趾一定要朝前。如果腳趾朝向側邊會讓小腿肌肉受力不平均,長久下來會導致肌肉失衡。
2.可透過放低身體來調整拉筋強度。

• 有助於修復哪些肌肉問題:
  小腿肌拉傷、阿基里斯腱(跟腱)拉傷、阿基里斯腱(跟腱)炎、脛骨內側疼痛症候群(脛骨疼痛、小腿疼痛)、脛後肌肌腱炎。
• 對哪些運動有幫助:
  籃球、籃網球、拳擊、自行車、健行、隔宿健行、登山、定向越野運動、冰上曲棍球、草地曲棍球、溜冰、溜滑輪、溜直排輪、武術、網球、羽毛球、壁球、賽跑、徑賽項目、越野賽跑、美式足球、足球、橄欖球、滑雪、滑水、衝浪、游泳、健走、競走。

▶可以配合練習的其他拉筋操:編號105

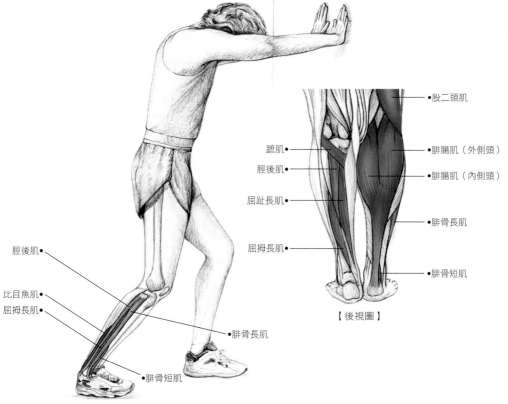

- 股二頭肌
- 蹠肌
- 脛後肌
- 腓腸肌（外側頭）
- 腓腸肌（內側頭）
- 屈趾長肌
- 屈拇長肌
- 腓骨長肌
- 腓骨短肌

【後視圖】

- 脛後肌
- 比目魚肌
- 屈拇長肌
- 腓骨長肌
- 腓骨短肌

▌步驟

身體靠牆站直，雙手搭在牆上，兩腳一前一後，腳趾一定要朝前，腳跟要著地。後腳屈膝，並讓上半身傾向牆面。

▌拉到的肌群

- 主要肌群：比目魚肌。
- 次要肌群：脛後肌、屈拇長肌、屈趾長肌、腓骨長肌、腓骨短肌。

動作訣竅

1.後腳的腳趾一定要朝前。如果腳趾朝向側邊會讓小腿肌肉受力不平均，長久下來會導致肌肉失衡。

2.可透過放低身體來調整拉筋強度。

- **有助於修復哪些肌肉問題：**
  小腿肌拉傷、阿基里斯腱（跟腱）拉傷、阿基里斯腱（跟腱）炎、脛骨內側疼痛症候群（脛骨疼痛、小腿疼痛）、脛後肌肌腱炎。

- **對哪些運動有幫助：**
  籃球、籃網球、拳擊、自行車、健行、隔宿健行、登山、定向越野運動、冰上曲棍球、草地曲棍球、溜冰、溜滑輪、溜直排輪、武術、網球、羽毛球、壁球、賽跑、徑賽項目、越野賽跑、美式足球、足球、橄欖球、滑雪、滑水、衝浪、游泳、健走、競走。

▶可以配合練習的其他拉筋操：編號102

坐姿屈膝拉腳趾的跟腱拉筋操

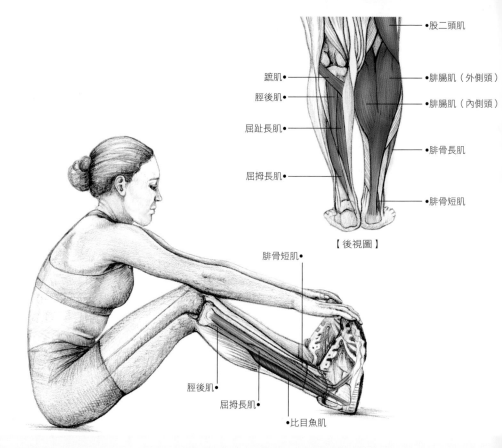

股二頭肌

蹠肌

脛後肌

屈趾長肌

屈拇長肌

腓腸肌（外側頭）

腓腸肌（內側頭）

腓骨長肌

腓骨短肌

【後視圖】

腓骨短肌

脛後肌

屈拇長肌

比目魚肌

▌步驟

採坐姿，雙腳平放於身前，然後屈膝。雙手抓住腳趾，往膝蓋方向拉近。

▌拉到的肌群

- 主要肌群：比目魚肌。
- 次要肌群：脛後肌、屈拇長肌、屈趾長肌、腓骨長肌、腓骨短肌。

動作訣竅

透過腳跟往前推、腳趾往後拉，可以調整拉筋強度。

- 有助於修復哪些肌肉問題：
  小腿肌拉傷、阿基里斯腱（跟腱）拉傷、阿基里斯腱（跟腱）炎、脛骨內側疼痛症候群（脛骨疼痛、小腿疼痛）、脛後肌肌腱炎。
- 對哪些運動有幫助：
  籃球、籃網球、拳擊、自行車、健行、登山、定向越野運動、冰上曲棍球、草地曲棍球、溜冰、溜滑輪、溜直排輪、武術、網球、羽毛球、壁球、賽跑、徑賽項目、越野賽跑、美式足球、足球、橄欖球、滑雪、滑水、衝浪、游泳、健走、競走。

▶可以配合練習的其他拉筋操：編號101

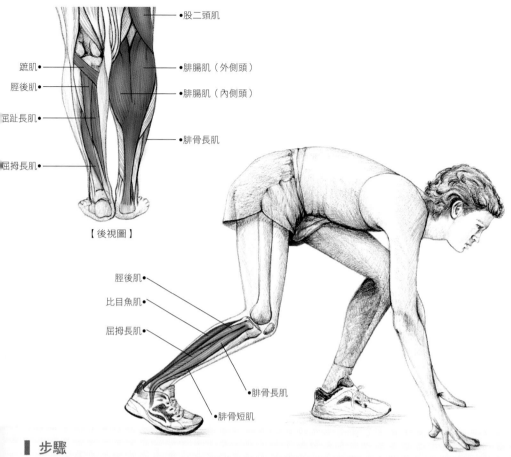

股二頭肌

蹠肌•

脛後肌•

屈趾長肌•

屈拇長肌•

•腓腸肌（外側頭）

•腓腸肌（內側頭）

•腓骨長肌

【後視圖】

脛後肌

比目魚肌

屈拇長肌

•腓骨長肌

腓骨短肌

▌步驟

身體站直，兩腳一前一後。兩腳屈膝，後腳腳跟往地面踩。接著上半身往前傾，並把雙手放在前方地面上。

▌拉到的肌群

• 主要肌群：比目魚肌。
• 次要肌群：脛後肌、屈拇長肌、屈趾長肌、腓骨長肌、腓骨短肌。

動作訣竅

後腳的腳趾一定要朝前。如果腳趾朝向側邊會讓小腿肌肉受力不平均，長久下來會導致肌肉失衡。

• 有助於修復哪些肌肉問題：

小腿肌拉傷、阿基里斯腱（跟腱）拉傷、阿基里斯腱（跟腱）炎、脛骨內側疼痛症候群（脛骨疼痛、小腿疼痛）、脛後肌肌腱炎。

• 對哪些運動有幫助：

籃球、籃網球、拳擊、自行車、健行、登山、隔宿健行、定向越野運動、冰上曲棍球、草地曲棍球、溜冰、溜滑輪、溜直排輪、武術、網球、羽毛球、壁球、賽跑、徑賽項目、越野賽跑、美式足球、足球、橄欖球、滑雪、滑水、衝浪、游泳、健走、競走。

▶ 可以配合練習的其他拉筋操：編號104

單膝跪地式跟腱拉筋操

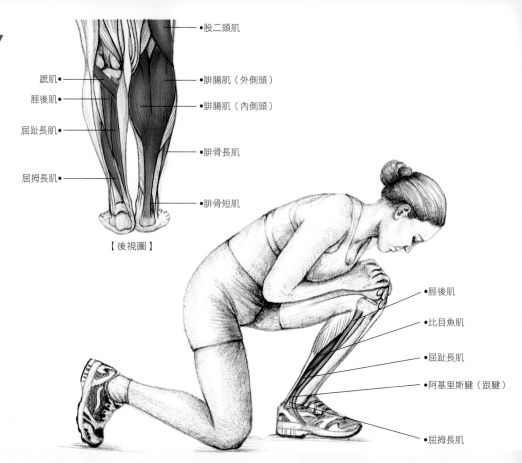

股二頭肌

蹠肌

脛後肌

屈趾長肌

屈拇長肌

腓腸肌（外側頭）

腓腸肌（內側頭）

腓骨長肌

腓骨短肌

【後視圖】

脛後肌

比目魚肌

屈趾長肌

阿基里斯腱（跟腱）

屈拇長肌

▍步驟

單膝跪地，身體重心移向弓起的膝蓋上。前腳的腳跟要踩實地面，並把上半身往前傾。

▍拉到的肌群

- 主要肌群：比目魚肌。
- 次要肌群：脛後肌、屈拇長肌、屈趾長肌、腓骨長肌、腓骨短肌。

動作訣竅

這個拉筋動作可能會讓阿基里斯腱（跟腱）承受很大的壓力，練習時上半身要慢慢前傾，不要操之過急。

- **有助於修復哪些肌肉問題：**
  小腿肌拉傷、阿基里斯腱（跟腱）拉傷、阿基里斯腱（跟腱）炎、脛骨內側疼痛症候群（脛骨疼痛、小腿疼痛）、脛後肌肌腱炎。
- **對哪些運動有幫助：**
  籃球、籃網球、拳擊、自行車、健行、隔宿健行、登山、定向越野運動、冰上曲棍球、草地曲棍球、溜冰、溜滑輪、溜直排輪、武術、網球、羽毛球、壁球、賽跑、徑賽項目、越野賽跑、美式足球、足球、橄欖球、滑雪、滑水、衝浪、游泳、健走、競走。

▶ 可以配合練習的其他拉筋操：編號101

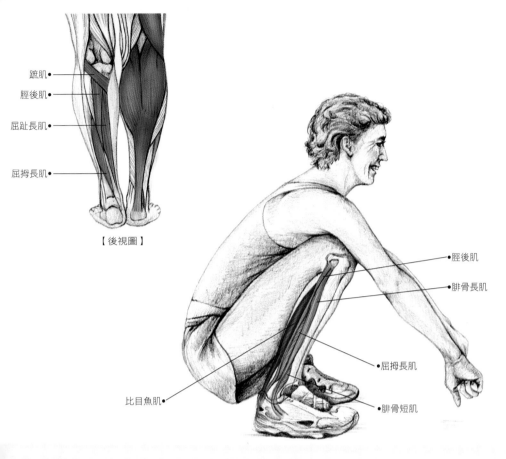

蹠肌

脛後肌

屈趾長肌

屈拇長肌

【後視圖】

脛後肌

腓骨長肌

屈拇長肌

腓骨短肌

比目魚肌

▌ 步驟

採站姿，兩腳打開與肩同寬。然後屈膝成蹲姿，雙手放在前方以保持平衡。

▌ 拉到的肌群

• 主要肌群：比目魚肌。
• 次要肌群：脛後肌、屈拇長肌、屈趾長肌、腓骨長肌、腓骨短肌。

動作訣竅

1. 視個人需要，手可扶靠穩固的東西來保持平衡。
2. 雙腳的腳趾一定要朝前。

• 有助於修復哪些肌肉問題：

　小腿肌拉傷、阿基里斯腱（跟腱）拉傷、阿基里斯腱（跟腱）炎、脛骨內側疼痛症候群（脛骨疼痛、小腿疼痛）、脛後肌肌腱炎。

• 對哪些運動有幫助：

　籃球、籃網球、拳擊、自行車、健行、隔宿健行、登山、定向越野運動、冰上曲棍球、草地曲棍球、溜冰、溜滑輪、溜直排輪、武術、網球、羽毛球、壁球、賽跑、徑賽項目、越野賽跑、美式足球、足球、橄欖球、滑雪、滑水、衝浪、游泳、健走、競走。

▶ 可以配合練習的其他拉筋操：編號107

Spinalis capitis

Semispinalis capitis

Longissimus capitis

Semispinalis

Longissimus capitis

tor scapula

Semispinalis

Semispir

Longissimus
cervicis

Long
cervi

Spinalis
thoracis

R
m

Splenius capitis

sterior view.

Splenius cervicis

Sp
th

| 第十六章 |

脛部、腳踝及腳部的拉筋操

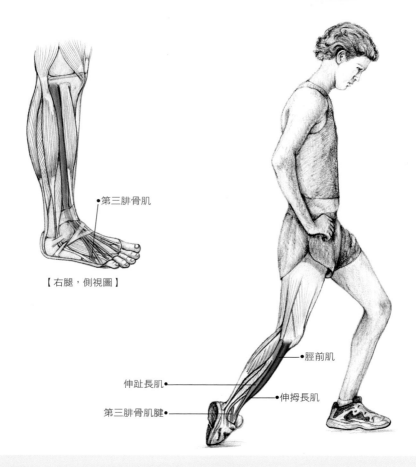

109

一腳在後的脛部拉筋操

第三腓骨肌

【右腿，側視圖】

脛前肌

伸趾長肌

伸拇長肌

第三腓骨肌腱

▌步驟

身體站直，一腳的腳尖往後方點地，再把腳踝往地面推。

▌拉到的肌群

- 主要肌群：脛前肌。
- 次要肌群：伸拇長肌、伸趾長肌、第三腓骨肌。

動作訣竅

1. 可透過放低身體、把腳踝壓向地面的動作來調整拉筋強度。
2. 視個人需要，手可扶靠東西來保持平衡。

- 有助於修復哪些肌肉問題：

  小腿前腔室症候群、脛骨內側疼痛症候群（脛骨疼痛、小腿疼痛）、腳踝扭傷、腓骨肌腱脫位、腓骨肌肌腱炎。

- 對哪些運動有幫助：

  籃球、籃網球、拳擊、健行、隔宿健行、登山、定向越野運動、武術、網球、羽毛球、壁球、賽跑、徑賽項目、越野賽跑、美式足球、足球、橄欖球、健走、競走。

▶可以配合練習的其他拉筋操：編號111

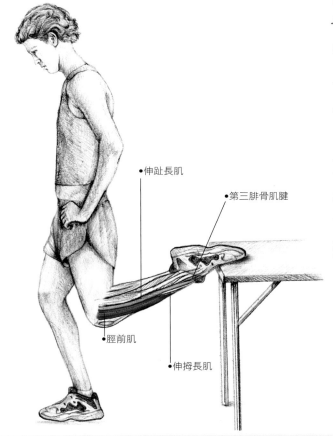

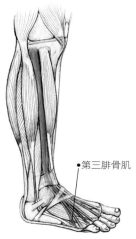

•第三腓骨肌

【右腿，側視圖】

•伸趾長肌

•第三腓骨肌腱

•脛前肌

•伸拇長肌

┃ 步驟

身體站直，一腳的腳尖擱在身後的墊高物上，再把腳踝往下壓。

┃ 拉到的肌群

- 主要肌群：脛前肌。
- 次要肌群：伸拇長肌、伸趾長肌、第三腓骨肌。

動作訣竅

視個人需要，手可扶靠東西來保持平衡。

•有助於修復哪些肌肉問題：

小腿前腔室症候群、脛骨內側疼痛症候群（脛骨疼痛、小腿疼痛）、腳踝扭傷、腓骨肌腱脫位、腓骨肌肌腱炎。

•對哪些運動有幫助：

籃球、籃網球、拳擊、健行、隔宿健行、登山、定向越野運動、武術、網球、羽毛球、壁球、賽跑、徑賽項目、越野賽跑、美式足球、足球、橄欖球、健走、競走。

▶可以配合練習的其他拉筋操：編號109

一腳交跨於前的脛部拉筋操

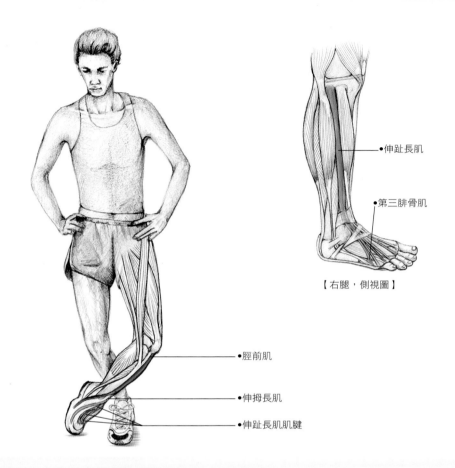

●伸趾長肌

●第三腓骨肌

【右腿，側視圖】

●脛前肌

●伸拇長肌

●伸趾長肌肌腱

▌步驟

身體站直，一腳的腳尖跨到另一腳前方。然後慢慢彎曲後面的腳，迫使前腳的腳踝往下壓。

▌拉到的肌群

- 主要肌群：脛前肌。
- 次要肌群：伸拇長肌、伸趾長肌、第三腓骨肌。

動作訣竅

可透過放低身體來調整拉筋強度。

●有助於修復哪些肌肉問題：

　小腿前腔室症候群、脛骨內側疼痛症候群（脛骨疼痛、小腿疼痛）、腳踝扭傷、腓骨肌腱脫位、腓骨肌肌腱炎。

●對哪些運動有幫助：

　籃球、籃網球、拳擊、健行、隔宿健行、登山、定向越野運動、武術、網球、羽毛球、壁球、賽跑、徑賽項目、越野賽跑、美式足球、足球、橄欖球、健走、競走。

▶可以配合練習的其他拉筋操：編號112

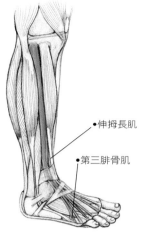

● 伸拇長肌

● 第三腓骨肌

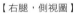

【右腿，側視圖】

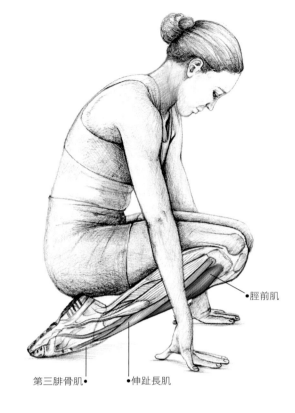

●脛前肌

第三腓骨肌● ●伸趾長肌

▌步驟

跪坐在腳踝上，雙膝和腳踝併攏，將身體重心移到腳踝。雙手分別放在兩膝旁，然後身體慢慢往後仰，再慢慢將膝蓋抬離地面。

▌拉到的肌群

- 主要肌群：脛前肌。
- 次要肌群：伸拇長肌、伸趾長肌、第三腓骨肌。

動作訣竅

這個拉筋動作可能會讓膝關節及腳踝承受很大壓力，不適用於膝關節疼痛或腳踝疼痛的人。

> ●有助於修復哪些肌肉問題：
> 小腿前腔室症候群、脛骨內側疼痛症候群（脛骨疼痛、小腿疼痛）、腳踝扭傷、腓骨肌腱脫位、腓骨肌肌腱炎。
>
> ●對哪些運動有幫助：
> 籃球、籃網球、拳擊、健行、隔宿健行、登山、定向越野運動、武術、網球、羽毛球、壁球、賽跑、徑賽項目、越野賽跑、美式足球、足球、橄欖球、健走、競走。

▶可以配合練習的其他拉筋操：編號110

旋轉腳踝的拉筋操

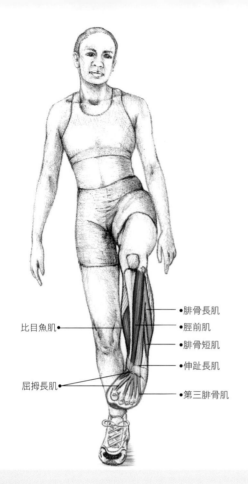

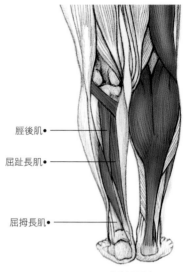

比目魚肌●
屈拇長肌●

●腓骨長肌
●脛前肌
●腓骨短肌
●伸趾長肌
●第三腓骨肌

脛後肌●
屈趾長肌●
屈拇長肌●

【後視圖】

▌步驟

身體站直，提起一隻腳，然後慢慢地上下左右旋轉腳掌及腳踝。

▌拉到的肌群

• 主要肌群：比目魚肌、脛前肌。
• 次要肌群：伸拇長肌、伸趾長肌、腓骨長肌、腓骨短肌、第三腓骨肌、脛後肌、屈拇長肌、屈趾長肌。

動作訣竅

視個人需要，手可扶靠東西來保持平衡。

• 有助於修復哪些肌肉問題：
小腿前腔室症候群、脛骨內側疼痛症候群（脛骨疼痛、小腿疼痛）、腳踝扭傷、脛後肌肌腱炎、腓骨肌腱脫位、腓骨肌肌腱炎。
• 對哪些運動有幫助：
籃球、籃網球、拳擊、健行、隔宿健行、登山、定向越野運動、武術、網球、羽毛球、壁球、賽跑、徑賽項目、越野賽跑、美式足球、足球、橄欖球、健走、競走。

▶可以配合練習的其他拉筋操：編號102、111

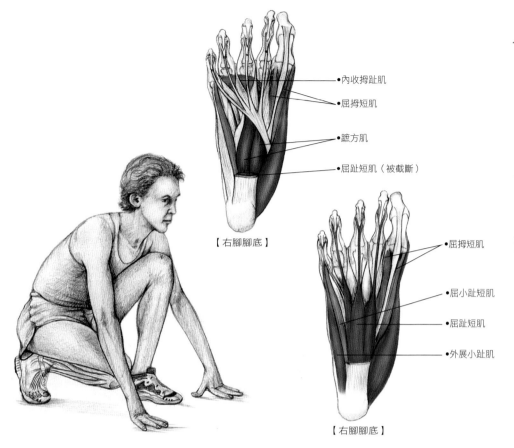

•內收拇趾肌

•屈拇短肌

•蹠方肌

•屈趾短肌（被截斷）

【右腳腳底】

•屈拇短肌

•屈小趾短肌

•屈趾短肌

•外展小趾肌

【右腳腳底】

■ 步驟

採膝蓋一高一低的蹲姿，雙手觸地。將身體重心放在後方膝蓋上，慢慢把這個膝蓋往前移，腳趾著地並拱起腳掌。

■ 拉到的肌群

• 主要肌群：屈趾短肌、外展拇趾肌、外展小趾肌、蹠方肌。
• 次要肌群：屈拇短肌、內收拇趾肌、屈小趾短肌。

動作訣竅

腳底的肌肉和肌腱可能非常緊繃，做這個拉筋動作時，不要用力太猛或太快。

•有助於修復哪些肌肉問題：
  脛後肌肌腱炎、腓骨肌腱脫位、腓骨肌肌腱炎、屈肌肌腱炎、種子骨炎、足底筋膜炎。
•對哪些運動有幫助：
  籃球、籃網球、拳擊、健行、隔宿健行、登山、定向越野運動、武術、網球、羽毛球、壁球、賽跑、徑賽項目、越野賽跑、美式足球、足球、橄欖球、衝浪、健走、競走。

▶可以配合練習的其他拉筋操：編號107

解剖學肌群中英名詞對照

三劃

三角肌 Deltoid
下孖肌 Gemellus inferior
上孖肌 Gemellus superior
大菱形肌 Rhomboid major
大圓肌 Teres major
小菱形肌 Rhomboid minor
小圓肌 Teres minor

四～五劃

中斜角肌 Scalenus medius
內收大肌 Adductor magnus
內收拇趾肌 Adductor hallucis
內收長肌 Adductor longus
內收短肌 Adductor brevis
內肋間肌 Internal intercostal
尺側伸腕肌 Extensor carpi ulnaris
尺側屈腕肌 Flexor carpi ulnaris
比目魚肌 Soleus
半腱肌 Semitendinosus
半膜肌 semimembranosus
外肋間肌 External intercostal
外展小趾肌 Abductor digiti minimi
外展肌 abductors
外展拇長肌 Abductor pollicis longus

六～七劃

多裂肌 Multifidus
肌小節 Sarcomere
肌原纖維 Myofibrils
肌絲 Myofilaments
肌腱 tendon
肌漿膜 Sarcolemma
肌纖維 Muscle fibre
伸小指肌 Extensor digiti minimi
伸拇長肌 Extensor hallucis longus
伸拇短肌 Extensor pollicis brevis
伸指肌 Extensor digitorum

伸食指肌 Extensor indicis
伸趾長肌 Extensor digitorum longus
肘肌 Anconeus

八劃

屈小趾短肌 Flexor digiti minimi brevis
屈拇長肌 Flexor hallucis longus
屈拇長肌 Flexor pollicis longus
屈拇短肌 Flexor hallucis brevis
屈指淺肌 Flexor digitorum superficialis
屈指深肌 Flexor digitorum profundus
屈趾長肌 Flexor digitorum longus
屈趾短肌 Flexor digitorum brevis
肱二頭肌 Biceps brachii
肱三頭肌 Triceps brachii
肱肌 Brachialis
肱橈肌 Brachioradialis
股二頭肌 Biceps femoris
股中間肌 Vastus intermedius
股內側肌 Vastus medialis
股方肌 Quadrates femoris
股四頭肌 Quadriceps
股外側肌 Vastus lateralis
股直肌 Rectus femoris
股薄肌 Gracilis
肩胛下肌 Subscapularis
肩胛舌骨肌 Omohyoideus

九～十劃

前三角肌 Anterior deltoid
前斜角肌 Scalenus anterior
前鋸肌 Serratus anterior
後三角肌 Posterior deltoid
後斜角肌 Scalenus posterior
後頸橫突間肌 Intertransversarii posterior cervicis
背闊肌 Latissimus dorsi
恥骨肌 Pectineus

胸大肌 Pectoralis major
胸小肌 Pectoralis minor
胸半棘肌 Semispinalis thoracis
胸骨甲狀肌 Sternothyroideus
胸骨舌骨肌 Sternohyoideus
胸最長肌 Longissimus thoracis
胸棘肌 Spinalis thoracis
胸橫突間肌 Intertransversarii
胸鎖乳突肌 Sternocleidomastoideus
胸髂肋肌 Iliocostalis thoracis

十一劃

斜方肌 Trapezius
旋前圓肌 Pronator teres
旋後肌 Supinator
旋轉肌 Rotatores
梨狀肌 Piriformis
第三腓骨肌 Peroneus tertius
閉孔內肌 Obturator internus
閉孔外肌 Obturator externus
脛前肌 Tibialis anterior
脛後肌 Tibialis posterior

十二劃

喙肱肌 Coracobrachialis
掌長肌 Palmaris longus
提肩胛肌 Lavator scapulae
棘下肌 Infraspinatus
棘上肌 Supraspinatus
棘突間肌 interspinales
腓骨長肌 Peroneus longus
腓骨短肌 Peroneus brevis
腓腸肌 Gastrocnemius
菱形肌 Rhomboid

十三劃

腰大肌 Psoas major
腰小肌 Psoas minor
腰內橫突間肌 Intertransversarii medialis
　　　　　lumborum

腰方肌 Quadrates lumborum
腰外橫突間肌 Intertransversarii lateralis
　　　　　lumborum
腰髂肋肌 Iliocostalis lumborum
腹內斜肌 Internal abdominal oblique
　　　　（Internal oblique）
腹外斜肌 External abdominal oblique
　　　　（External oblique）
腹直肌 Rectus abdominis
腹斜肌 Olbiques
腹橫肌 Transversus abdominis

十四～十六劃

對掌拇肌 Opponens pollicis
橫突間肌 Intertransversarii
橈側伸腕長肌 Extensor carpi radialis longus
橈側伸腕短肌 Extensor carpi radialis brevis
橈側屈腕肌 Flexor carpi radialis
頸半棘肌 Semispinalis cervicis
頸夾肌 Splenius cervicis
頸最長肌 Longissimus cervicis
頸棘肌 Spinalis cervicis
頸闊肌 Platysma
頸髂肋肌 Iliocostalis cervicis
頭半棘肌 Semispinalis capitis
頭夾肌 Splenius capitis
頭最長肌 Longissimus capitis
頭棘肌 Spinalis capitis

十七劃以上

縫匠肌 Sartorius
臀大肌 Gluteus maximus
臀小肌 Gluteus minimus
臀中肌 Gluteus medius
闊筋膜張肌 Tensor fasciae latae
蹠方肌 Quadrates plantae
蹠肌 Plantaris
髂肌 Iiliacus
髂脛束 Iliotibial band
髂腰肌 Iliopsoas

國家圖書館出版品預行編目

痠痛拉筋解剖書 / 布萊德‧華克(Brad Walker)著；郭乃嘉譯.
-- 初版. -- 臺北市：橡實文化, 大雁文化出版：大雁文化發
行, 2011.07
176面 ;17 x 23公分
譯自：The anatomy of stretching
ISBN 978-986-6362-33-0(平裝)

1.運動健康
411.71   100012050

BH0010
痠痛拉筋解剖書

作　　者	布萊德‧華克（Brad Walker）
繪　　圖	Pascale Pollier and Amanda Williams
譯　　者	郭乃嘉
特約主編	莊雪珠
版面設計	舞陽美術‧張淑珍
封面設計	郭嘉敏
校　　對	莊雪珠‧魏秋絪

發 行 人	蘇拾平
總 編 輯	蘇拾平
副總編輯	于芝峰
主　　編	田哲榮
業　　務	郭其彬、王綬晨、邱紹溢
行　　銷	陳雅雯、張瓊瑜、蔡瑋玲、余一霞
出　　版	橡實文化 ACORN Publishing 臺北市10544松山區復興北路333號11樓之4 電話：02-2718-2001　傳真：02-2718-1258 網址：www.acornbooks.com.tw E-mail信箱：acorn@andbooks.com.tw
發　　行	大雁出版基地 臺北市10544松山區復興北路333號11樓之4 電話：02-2718-2001　傳真：02-2718-1258 讀者傳真服務：02-2718-1258 讀者服務信箱：andbooks@andbooks.com.tw 劃撥帳號：19983379；戶名：大雁文化事業股份有限公司

印　　刷	中原造像股份有限公司
初版一刷	2011年7月
初版77刷	2016年10月
I S B N	978-986-6362-33-0（平裝）
定　　價	350元

歡迎光臨大雁出版基地官網
www.andbooks.com.tw
● 訂閱電子報並填寫回函卡 ●